AF571277

Die Autorinnen

Xiaoying Shang studierte in Xi'an Medizin und arbeitete danach als Stationsärztin und später als Oberärztin für Neurologie an einem Krankenhaus Xi'an, China.
1989 – 1991 war sie Gastärztin in der neurologischen Station des Städtischen Krankenhauses, Dortmund.

Von1991 – 1999 arbeitete sie in verschiedenen Praxen für TCM, machte die Heilpraktikerprüfung (chinesische Diplome werden nur bedingt in Deutschland anerkannt) und führt seit 1999 erfolgreich eine eigene Heilpraktikerpraxis für TCM in Krefeld.

Grit Nusser, Sozialpädagogin und Heilpraktikerin.
Sie beschäftigte sich während ihrer Zeit als Heilpraktikerin intensiv mit der Naturheilkunde und gab ihr Wissen auch im Unterricht weiter. Während ihrer Aufenthalte in Xi'an, China, lernte die Autorin verschiedenen Massagetechniken wie TuiNa-AnMo und Gua Sha kennen und schätzen.

Sie wandte chinesische Massage auch erfolgreich bei Hunden an und schrieb das Buch „TuiNa-AnMo für den Hund“ (ISBN 9783839132302).
Weitere Bücher der Autorin: „Kräuter für den Hund“ (ISBN 9783839123584).
„Ist alt werden gesund?“ mit Petra Linder und Rita Menzenbach-Siemens (ISBN 9783839130148).

Gua Sha

Chinesische Massage für Alle

Danke, Mario,
für Deine unschätzbare Hilfe bei der Arbeit am Computer!

Bibliografische Information der Deutschen Nationalbibliothek
Die Deutsche Nationalbibliothek verzeichnet diese Publikation in der Deutschen Nationalbibliografie; detaillierte bibliografische Daten sind im Internet über http://dnb.d-nb.de abrufbar.

Grit Nusser
Xiaoying Shang

Herstellung und Verlag: Books on Demand GmbH, Norderstedt

ISBN 9783842312432

Inhaltsverzeichnis

Vorwort

Die westliche Medizin erzielt durch ihre analytischen Methoden und den Einsatz von neuen therapeutischen Möglichkeiten wie z.B. Gentechnologie, Biochemie oder Operationstechniken faszinierende Erfolge. Wir können stolz darauf sein.

Aber neben diesen hochtechnisierten und teuren Methoden der westlichen Schulmedizin finden wir in allen Kulturen Heilmethoden, die seit langem erfolgreich angewendet werden. So blickt die traditionelle chinesische Medizin auf eine Erfahrung von mehr als 3000 Jahren und vielen zufriedenen Patienten zurück.

Gua Sha ist Teil dieser traditionellen chinesischen Medizin.

Dieses Buch ist eine einfache und nützliche Anleitung, wie Sie **Gua Sha** bei einer Anzahl häufiger Beschwerden anwenden können. Es erhebt nicht den Anspruch, Arzt oder Heilpraktiker ersetzen zu können, sondern soll Hinweise geben, welche Möglichkeiten Sie haben, um Krankheiten vorzubeugen, zu lindern oder eine verordnete Therapie zu unterstützen.

Sollten Sie mehr über die traditionelle chinesische Medizin erfahren wollen, so werden die Abschnitte darüber für Sie von besonderem Interesse sein.

Gua Sha

In der traditionellen chinesischen Medizin ist Gua Sha eine einfache Methode zur Selbstbehandlung, erfolgreich bei vielen Krankheiten. **Gua** bedeutet Schaben, während mit **Sha** die Hautreaktion, die durch das Schaben hervorgerufen wird, bezeichnet wird. Aber auch in anderen asiatischen Ländern, wie Kambodscha, Vietnam, Laos, Thailand, Indonesien und Malaysia, ist diese Methode Teil der Volksmedizin.

Stress, Spannungen, Elektrosmog, falsche Ernährung, Nikotin- und Alkoholmissbrauch, krankmachende Erdstrahlen, Umweltverschmutzung, Medikamente, usw. können der Gesundheit schaden. Im Laufe der Zeit wird das Bindegewebe sehr stark beeinflusst, Muskeln versäuern und Gelenke können sich entzünden. Die auftretenden Beschwerden verursachen Schmerzen.

Diese Form der Massage beruht auf dem Prinzip, dass das Körperinnere mit dem Körperäußeren (Yin und Yang) verbunden ist. Krankmachende Faktoren sollen so nach außen abgeleitet werden.

Die angefeuchtete oder eingeölte Haut wird mit speziellen Schabern oder einem Kuhhorn gereizt. Sie können aber auch einen chinesischen Suppenlöffel aus Porzellan oder den Deckel eines Marmeladenglases o.ä. verwenden.

Übliche Behandlungsstellen sind Rücken, Nacken, Kopf, Schultern, Brust, aber auch Gesicht, Arme und

Beine. Man fährt mehrfach paravertebral (neben der Wirbelsäule) entlang des Blasenmeridians vom Kopf zum Steiß, entlang der Meridiane, der Reflexzonen an Händen, Schädel oder Füßen, der Head'schen Zonen oder in den betroffenen Bereichen (Muskeln, Schmerzzonen...) über die Haut bis zur Erwärmung oder noch besser, bis die Haut kleine oder größere fleckenförmige Rötungen zeigt. Dann stoppt man die Manipulation. Es können Hämatome auftreten, die nach einigen Tagen verschwinden (erwünscht: Ausleitung von „Giftstoffen“ oder krankmachenden Faktoren!).

So wird die Durchblutung gefördert, der Stoffwechsel angeregt, das Gewebe mit Sauerstoff besser versorgt, die Verspannungen gelöst und über die geöffneten Hautporen wird das Bindegewebe entgiftet.

Stoffwechselgifte und -schlacken werden schneller als durch Akupunktur oder Massagen beseitigt, das Immunsystem gestärkt und somit Eigenregulation und Selbstheilungskräfte gefördert.

Gua Sha soll als wichtige vorbeugende Maßnahme bei den ersten Anzeichen einer fieberhaften Erkrankung, bei Schmerzen und Verspannungen am Bewegungsapparat eingesetzt werden, erreicht aber über die entsprechenden Reflexzonen auch die inneren Organe.

Diese auf den ersten Blick etwas barbarische Methode kann durch die Hautreaktionen auch als Zeichen von häuslicher Gewalt missverstanden werden. Deshalb ist es wichtig, vorher genau darüber aufzuklären.

Ba Sha ist eine Variante des Gua Sha und bedeutet „anheben". Dabei wird die Haut über Sehnen und Bändern oder den Augenbrauen mit zwei Fingern angehoben und zwischen den Fingern bewegt, bis eine Rötung entsteht.

Gua Sha kann in der Wirkung mit dem im Westen bekannten **Schröpfen** verglichen werden. Aber auch die TCM kennt diese Methode (Cupping). Dabei werden die Schröpfgläser nur auf flachen, muskulären Stellen unter Erzeugung eines Unterdrucks aufgesetzt. Gua Sha kann aber auch über Knochen, Gelenken und im Haar angewendet werden. Das Ansetzen von **Schröpfgläsern** im Anschluss an Gua Sha kann die Wirkung verstärken.

Die Vorteile von Gua Sha

1. Es ist eine einfache Methode. Sie erfordert keine genaue medizinische Diagnose. Die Technik für lokale Behandlungen ist leicht zu erlernen. Sie ist immer und überall anwendbar. Im Gegensatz zur Akupunktur benötigt man keine Kenntnisse über die genaue Lage der Akupunkturpunkte, sondern behandelt großflächig.

2. Es ist sicher. Man benötigt keine Nadeln, keine Kräuter oder andere Arzneien. Sie wirkt nur durch den Hautreiz und hat bei richtiger Anwendung keinerlei Nebenwirkungen.

3. Es bietet einen schnellen Erfolg, da durch die Behandlung die Energie in blockierten Meridianen wieder frei fließen kann und somit Schmerzen verschwinden. „Schmerz ist der Schrei des Gewebes nach fließender Energie“ (Dr. Voll, Begründer der Elektroakupunktur nach Voll = EAV).

4. Es ist billig. Man benötigt nur einfache Schaber und etwas Öl.

5. Es hilft bei vielen akuten und chronischen Beschwerden. Alle Krankheiten, die mit Akupunktur, Massage und Physiotherapie behandelt werden können, eignen sich auch für die Anwendung von Gua Sha.

6. Es ist eine wirkungsvolle Methode zur Gesunderhaltung des Körpers und zur Vorbeugung von Krankheiten.

Die Wirkung von Gua Sha

Die Rötung der Haut

Bei einer verlangsamten Durchblutung kommt es zu einem Stau im Gewebe. Durch langsame Manipulation rötet sich die Haut. Dies zeigt an, dass in der behandelten Region oberflächliche oder tiefer liegende Stauungen vorhanden sind. Die Durchblutung wird angeregt, Stoffwechselschlacken werden ausgeschieden, der Energiefluss in den Meridianen normalisiert, die Stauungen aufgelöst oder vom Körper abgebaut.

Diese Hautrötung entsteht bei einer Störung im Energiefluss durch Blutung der kleinen Gefäße = Kapillaren in die Haut, aber ohne deren Verletzung. Wenn Blut aus den Kapillaren austritt, verringert sich der Gefäßdruck und der Schmerz verschwindet.

Bleibt die Rötung aus, so wird der Stoffwechsel durch schnelle Manipulation angeregt.

Durch die Behandlung lassen die Schmerzen nach, man fühlt sich leicht und angenehm.

Chu Sha = Blut, das aus den Kapillaren austritt, und die Rötung verursacht, ist „schlechtes“ Blut; durch schnelleren Stoffwechsel kommt es zur Entgiftung.

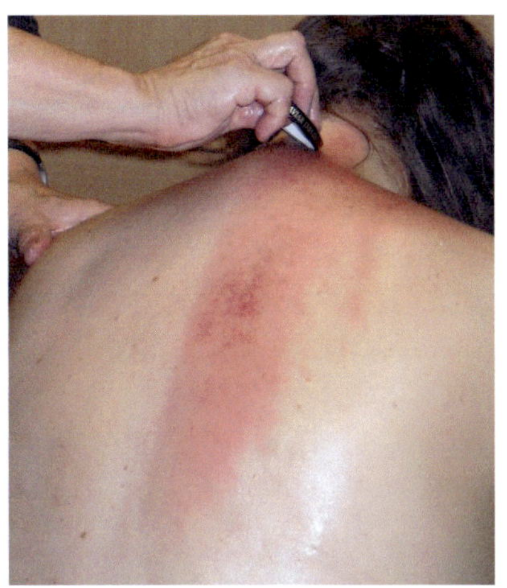

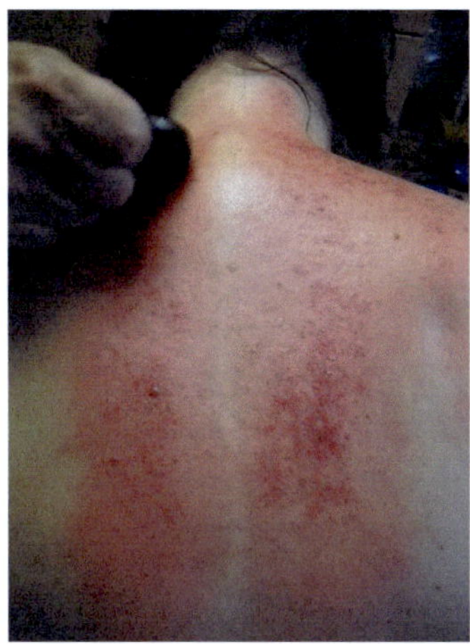

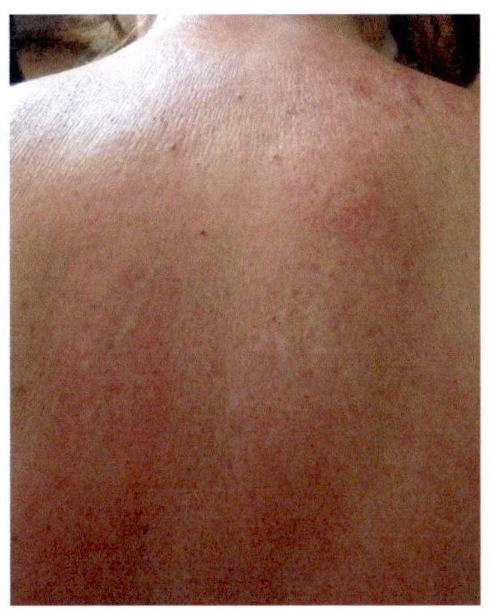

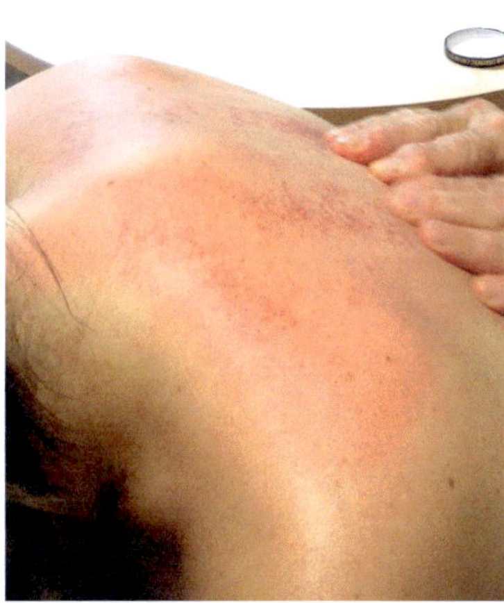

Tui Sha = Rückbildung der Röte innerhalb von 2 – 4 Tagen. Durch Blockaden und Stoffwechselgifte wird das Immunsystem gestört. Durch Gua Sha kommt es zur Anregung und Aktivierung der körpereigenen Abwehr.

Wu Sha = bildet sich keine Rötung, kann eine Energieschwäche oder eine Störung im Blutkreislauf Ursache sein. Unter der Haut spürt man kleine erhabene Knötchen wie Sandkörner oder Bohnen, die ein Hinweis auf eine lange oder schwere Krankheit sein können. Trotzdem bietet sich hier Gua Sha an: Schmerzen werden weniger und können im Laufe von häufigeren Anwendungen ganz verschwinden.

Wann wird Gua Sha angewendet?

- Linderung von Rücken- und Gelenkschmerzen
- bei Muskelschmerzen, Verspannungen
- bei Kopfschmerzen
- bei Erkältungen und fieberhaften Zuständen
- bei Husten und Bronchialerkrankungen
- bei Nebenhöhlenerkrankungen
- bei akuten und chronischen Infekten
- bei Verdauungs- und Blasenproblemen
- zur Vorbeugung
- zur Aktivierung des Immunsystems
- zur Ausleitung von Stoffwechselschlacken und -giften
- zur Anregung des Stoffwechsels
- zur Verbesserung der Durchblutung und Anregung der Sauerstoffversorgung
- Krankheiten innerer Organe können über die zugehörigen Meridiane oder Reflexzonen beeinflusst werden.

Wann darf Gua Sha nicht angewendet werden?

- bei Veränderungen des Blutbildes wie Leukämie, Blutarmut,...
- bei Blutgerinnungsstörungen, auch bei entsprechenden blutverdünnenden Medikamenten
- bei Hauterkrankungen und -veränderungen, bei Leberflecken, Pickeln, Hautentzündungen, infektiöse Hauterkrankungen, Sonnenbrand
- bei dicken Krampfadern, Thrombosen,...
- über akuten Verletzungen, wie akute Frakturen, akute Verrenkungen und Verstauchungen; frische Narben können nach etwa drei Monaten behandelt werden
- über akuten Entzündungen
- bei starken und unklaren Schwellungen
- während der Menstruation und in der Schwangerschaft dürfen Bauch und unterer Rücken nicht behandelt werden
- bei stark geschwächten Menschen
- bei Herz- Kreislaufkrankheiten, Schlaganfall, Nieren-Leber-Versagen
- über Implantaten (Hüfte, Knie...)

Die traditionelle chinesische Medizin (TCM)

Auch wenn Gua Sha nur ein kleiner Teil der TCM ist, so sollten Sie doch etwas mehr darüber erfahren, um die Wirkungsweise zu verstehen und Gua Sha richtig anwenden zu können.

Die traditionelle Medizin verlor im 19. Jahrhundert in China an Bedeutung. Akupunktur wurde 1822 als kaiserliche Behandlungsmethode verboten, im Untergrund als Teil der Volksmedizin aber weiter ausgeübt. Erst unter Mao Tse Tung wurde die traditionelle chinesische Medizin und besonders die Akupunktur gefördert. So wurden sogenannte „Barfußärzte", also nicht an Universitäten ausgebildete Heilkundige, in entlegene Dörfer zur medizinischen Versorgung der Bevölkerung geschickt. Sie behandelten mit Kräutern, Ernährung und Massagen, mit Akupunktur und Moxibustion.

Während man sich in China immer mehr der westlichen Schulmedizin zu wandte, interessierten sich westliche Ärzte ab Mitte des 20. Jahrhunderts mehr und mehr für diese Form der Medizin, so dass Akupunktur und die TCM auch bei uns als Behandlungsform bekannt wurde.

Unter dem Begriff TCM werden fünf verschiedene Behandlungsmethoden und Techniken zusammengefasst, die auf der Lehre des **kosmischen Gleichgewichts zwischen Yin und Yang** beruhen:

– **Akupunktur und Wärmebehandlung durch Moxibustion.** Dabei werden bestimmte Punkte eines Meridians stimuliert. So sollen „energetische Störungen“ gelöst und das Qi zum Fließen gebracht werden. Die Stimulation kann durch feine Nadeln (Akupunktur), durch elektrische Stimulation (Elektroakupunktur), durch Laser (Laserakupunktur), durch Injektionen spezieller homöopathischer Mittel (Homöosiniatrie) in Akupunkturpunkte, durch Druck (Akupressur) oder Wärme (Moxibustion) erfolgen. Moxibustion stammt aus dem kälteren Norden Chinas. Zur Behandlung von energetischen Leere- und Kältezuständen wurden Akupunkturpunkte erwärmt. Dafür verwendete man das Kraut der **Artemisia vulgaris** (Beifuß), das angezündet wird und glimmend eine gleichmäßige, milde und tiefwirkende Wärme abgibt. Das Yang wird gestärkt und vertreibt äußere Krankheitsfaktoren, die über die Körperoberfläche eindringen können.

Stimulieren eines Akupunkturpunktes
mit einer Moxazigarre

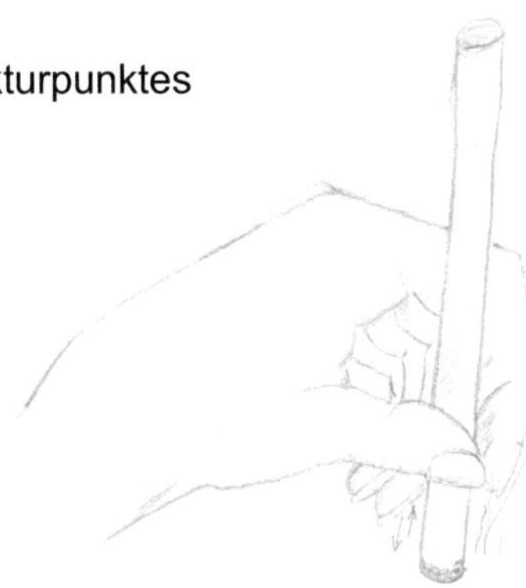

In Studien fanden Forscher vor einigen Jahren heraus, dass es nicht auf das genaue Stechen der Akupunkturpunkte ankommt, sondern dass auch in der Nähe gestochen werden kann, um eine Wirkung zu erzielen. Entscheidend ist, dass die Nadeln immer wieder stimuliert werden. Dies geschieht durch das Drehen oder durch Reizung der Nadel mit elektrischen Impulsen. Dadurch kommt es zu einer bis zu 24-fachen Verstärkung der Adenosinproduktion, das die Schmerzen lindert. Ebenso werden Endorphine freigesetzt, die zu einer Schmerzlinderung und Beruhigung führen.

– **Arzneimitteltherapie** (z.B. Tee, Salben, Nahrung, Moxibustion) mit ihren rund 2800 Wirkstoffen pflanzlichen, mineralischen und tierischen Ursprungs, die in wesentlich höherer Dosierung als in der westlichen Phytotherapie (Pflanzenheilkunde) eingesetzt werden. Sie werden je nach der Diagnose individuell für jeden Patienten abgestimmt und regen die Selbstheilungskräfte des Körpers an.

– **die Massage** (z.B. TuiNa AnMo mit etwa 20 verschiedenen Massagegriffen, GuaSha...),

– **die individuelle Ernährung** ist wichtig für das allgemeine Wohlbefinden. So werden Lebensmittel auch als wichtige Heilmittel angesehen, die je nach ihrer Wirkung auf den Organismus gezielt Erkrankungen beeinflussen, die Verdauung stärken und das Wohlbefinden erhöhen.

– **Atem- und Bewegungsübungen** (TaiJiquan, Qi-Gong...). Die Übungen können im Sitzen, Liegen oder Stehen ausgeführt werden. Die sanften Bewegungen wirken positiv auf Wirbelsäulenbeschwerden, aber auch Asthma, erhöhtem Blutdruck, rheumatischen Beschwerden und vielen andere Erkrankungen und dienen der Steigerung des Wohlbefindens und der Vorsorge.

TCM ist die Wissenschaft von der energetischen Medizin, aber auch eine regelrechte **Lebensphilosophie.** Die TCM sieht den Menschen als Ganzes, versucht – ein harmonisches Gleichgewicht des natürlichen, positiven Energieflusses im Körper herzustellen und die Selbstheilungskräfte zu mobilisieren.

Der Sage nach soll Shen-nung, der „göttliche Ackersmann“(2838 – 2698 v.Chr.?) viele Arten von Heilkräutern gesammelt und in die TCM eingebracht haben. Das System der TCM wurde jedoch von Huang-ti, dem berühmten „Gelben Kaiser“ (2698 – 2598 v.Chr.?) begründet und in dem einflussreichen Werk „Huang -ti Nei ching“ niedergeschrieben (etwa 300 – 100 v.Chr.?) Es ist die Grundlage der Akupunktur und Moxibustion, auf das sich viele Autoren beziehen.

Die TCM will mehr als heilen. Sie versucht, die Gesundheit aufrecht zu erhalten.
So steht im „Nei ching“: „Der wahre Arzt pflegt den Kranken vor der Krankheit“. Ärzte im alten China wurden deshalb auch nicht für die Heilung der Krankheit, sondern für die Gesunderhaltung des Menschen bezahlt. Sie empfahlen, bestimmte Speisen zu sich zu nehmen, verordneten Kräutertees und Bewegungsübungen mit speziellen Atemtechniken in freier Natur.

Grundlage der TCM ist die Vorstellung, dass Mikrokosmos und Makrokosmos eins sind und dass alles bestimmten logischen Regeln unterliegt: „wie im Großen, so im Kleinen; wie im Kleinen, so im Großen“.

Die fünf Wandlungsphasen

In dieser ganzheitlichen Betrachtungsweise bestehen Wechselbeziehungen zwischen den inneren Organen, den Sinnesorganen und Geweben sowie den Gefühlen, die in den **fünf Wandlungsphasen** oder der **Fünf-Elementenlehre,** dem **WU–XING** beschrieben werden.

Im **Nei ching**, dem berühmten Lehrbuch der TCM, heißt es: „Es gibt fünf Elemente im Himmel und auf der Erde“.

Jedem Element werden werden bestimmte Meridiane, Organe, Gewebe, Körperflüssigkeiten, verschiedene Eigenschaften, Farben, Emotionen, Jahreszeiten und pathogene Faktoren zugeordnet.

Diese für uns etwas schwer verständliche Lehre gründet sich auf die uralte chinesische Auffassung, die die fünf „Speicherorgane“ Herz, Leber, Niere, Lunge und Milz den fünf Urelementen Holz, Feuer, Erde, Metall und Wasser.zuordnet.

Die **fünf Speicher- (Yin-) Organe** entsprechen den **fünf Elementen.**
So entspricht Holz der Leber, Feuer dem Herzen, Erde der Milz, Metall der Lunge und Wasser der Niere.

Diese Gesetzmäßigkeiten werden im „alten China“ poetisch beschrieben:
„Wasser ernährt das Holz, Holz verbrennt im Feuer und nährt es. Das Feuer nährt die Erde mit Asche und lässt im Inneren Metall entstehen. Metall quillt als Wasser aus der Erde. Wasser ernährt Holz...“

Wie können wir diese poetischen Erklärungen in unsere Sprache übersetzen?

Wenn wir **„Holz“** mit **„Baum“** gleichsetzen, der ja im Frühjahr blüht und wächst, so bedeutet dies also **Wachstum, Neubildung, Aufbau,** die den Funktionen der **Leber** entsprechen: den Aufbau lebensnotwendiger Substanzen. Und so wird alles, was in der chinesischen Medizin zur Leber gehört, dem Element „Holz“ zugeordnet.

Die Zuordnung zum Wu-Xing (Fünf Elemente)

Elemente	**Holz**	**Feuer**	**Erde**	**Metall**	**Wasser**
Yin-Organe	Leber	Herz	Milz	Lunge	Niere
Yang-Organe	Gallenbl.	Dünndarm	Magen	Dickdarm	Blase
Sinne	Augen	Zunge	Mund	Nase	Ohren
Gewebe	Sehnen	Blutgefäße	Muskeln	Haut Körperhaar	Knochen Kopfhaar
Emotionen	Zorn/ Ärger	Freude/ Euphorie	Nach-denklichkeit	Trauer	Angst/ Schreck
Klima	Wind	Hitze	Nässe	Trockenheit	Kälte
Jahres-zeiten	Frühjahr	Sommer	Spät-sommer	Herbst	Winter

Durch **„Feuer“** entsteht **Wärme**, die Energie produziert: eine Aufgabe des **Herzens** ist die Durchblutung. Wärme fördert die Durchblutung und den Blutkreislauf.

„Erde“ nimmt **Abgestorbenes** auf („Erde zu Erde, Asche zu Asche, Staub zu Staub“), was in etwa der Funktion der **Milz** entspricht: sie baut verbrauchte Substanzen (Antikörper, Erythrozyten...) ab. Aber auch der Stoffwechsel und die Verdauung entspricht der Erde in ihrer ernährenden Funktion.

„Metall“ bedeutet **Härte, Spannkraft, Abwehr:** nach Ansicht der TCM nimmt alle Energie ihren Anfang in der **Lunge**. Metall ist auch das Material für Klangkörper und somit sind die Lungen auch verantwortlich für Atmung und Stimmbildung.

„Wasser“ passt hervorragend zur **Niere**, die ja für den Wasserhaushalt des Körpers zuständig ist.

YIN und YANG

Der Idealzustand ist ein **energetisches Gleichgewicht** zwischen rechter und linker Körperhälfte, zwischen oben und unten und der Körperinnen- und -außenseite. Und dies ist das Prinzip von YIN und YANG:

Der menschliche Körper, wie alles in der Natur, unterliegt bestimmten Prinzipien. Und alle diese Prinzipien beruhen auf einem fundamentalem Gesetz: dem Hin- und Herschwanken von YIN und YANG. Ihr ununterbrochenes Wechselspiel bringt nach Vorstellung dieser Philosophie alle Erscheinungen der Welt hervor.

YIN und **YANG** ist keine Wertung, sondern es sind zwei polare Kräfte (z.B. hell – dunkel, männlich – weiblich), zwischen denen es Wechselbeziehungen gibt. YIN ist nach chinesischer Vorstellung die Energie der Körpersäfte, während YANG als Wärmeenergie gesehen wird.

So entspricht dem **YANG** der Himmel, die Sonne, die Helligkeit, die Wärme und Hitze, der Sommer, der Tag, das Männliche, der Geist, die Energie, die warmen Farben, die Bewegung, die Aktivität, das Gebende, die Körperoberfläche, das Plus,...

Dem **YIN** entspricht die Erde, das Dunkle, der Mond, Kühle und Kälte, der Winter, die Nacht, das Weibliche, der Körper, das Gefühl, das Unbewusste, die Ruhe, die Materie, kalte Farben, das Nehmende, das Körperinnere, das Minus, ...

Sie durchdringen alles Leben. So sind sie in jedem Element des Lebens enthalten. Sie stehen nicht im Widerspruch zueinander, sondern ergänzen sich. YIN und YANG sind von einander abhängig und keines kann ohne das andere existieren. Es gibt kein YIN, in dem nicht YANG, kein YANG in dem nicht auch YIN enthalten ist, wie der Tag, der nicht ohne die Nacht und die Nacht ohne den Tag existieren kann.

Die Entsprechungen von YIN und YANG

(nach Heribert Schmidt und Ruth Schmitz-Harbauer)

YANG **YIN**

allgemein

YANG	YIN
männlich	weiblich
geben	empfangen
Geist	Körper
Sonne	Mond
Tag	Nacht
Sommer	Winter
Himmel	Erde
Energie	Materie
Wärme	Kälte
warme Farben, (rot, orange, gelb)	kalte Farben (grün, blau, schwarz)
Bewegung	Ruhe
anregen	hemmen
vermehren	vermindern
Funktion	Nährstoff

Körperregionen

YANG	YIN
Körperoberfläche	Körperinneres
das Äußere	die Tiefe
Haut	Körperhöhlen
Sympathikus	Parasympathikus
oberflächliche Muskelschichten	tiefere Muskelschichten
obere und linke Körperhälfte	untere und rechte Körperhälfte
Rücken, Wirbelsäule	Brust, Bauch
Hohlorgane (Blase, Magen, Dick- und Dünndarm, Gallenblase)	Speicherorgane (Herz, Leber, Niere, Lunge, Milz)

Eigenschaften

hastig	zögernd
extrovertiert	introvertiert
aktiv	passiv
heiter	traurig
stark	schwach

In der **Monade** wird dieser Kreislauf zwischen YIN und YANG dargestellt.

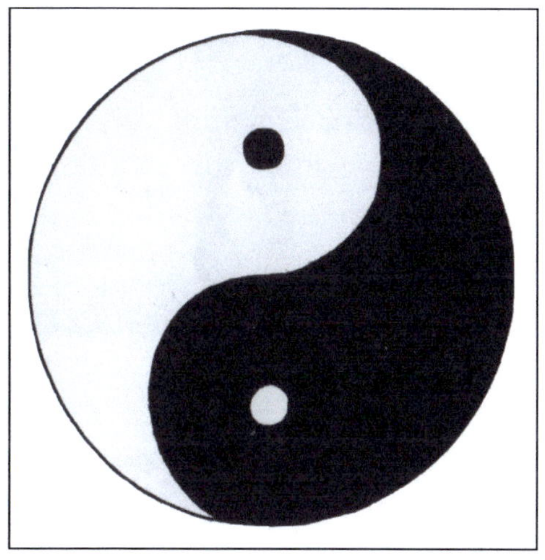

Dieses Denken beeinflusst auch die Vorstellung über Krankheiten und ihre Ursachen.

Das Gleichgewicht zwischen YIN und YANG ist entscheidend für den Gesundheitszustand des Menschen. So führt ein Übermaß an YANG zu Füllesymptomen wie akut einsetzende Entzündungen, akute Schmerzen, zu Hyperfunktionen und Kontraktionen, ein Zuviel an YIN zu Mangelsymptomen wie dumpfe tiefe Schmerzen, Unterfunktionen oder Paresen und chronischen Erkrankungen.

Ziel der TCM ist, alle Störungen zwischen diesen beiden Prinzipien zu beseitigen, also YANG und YIN in Einklang und Harmonie zu bringen.

Trennen sich YIN und YANG, so können die Körperfunktionen nicht mehr aufrecht erhalten werden: der Mensch stirbt.

Im Wechselspiel dieser Polarität entsteht strömende Energie, das **Qi,** das ständig durch den Körper zirkuliert.

So ist die Ursache einer Krankheit nicht allein z.B. in der Besiedlung mit Erregern zu finden, sondern eine Energie-Schwäche oder -Fülle, im westlichen Denken also eine Abwehrschwäche oder Entzündungsbereitschaft des Körpers.

Die Lebensenergie, das Qi

Übersetzt bedeutet Qi ungefähr Luft, Atem, Dampf, Temperament, Charakter, Klima. Die TCM geht davon aus, dass die Lebensenergie, das Qi, in festgelegten „Kanälen“, den sogenannten Meridianen, die den ganzen Körper durchziehen, frei fließt. Innerhalb von

24 Stunden wird jeder der 12 Hauptmeridiane für zwei Stunden mit maximaler Energie durchflutet. Treten Beschwerden zu einer bestimmten Tageszeit auf, kann dies als Hinweis auf eine energetische Störung im entsprechenden Organ gewertet werden.

In der **Organzeituhr** werden diese Maximalzeiten dargestellt.

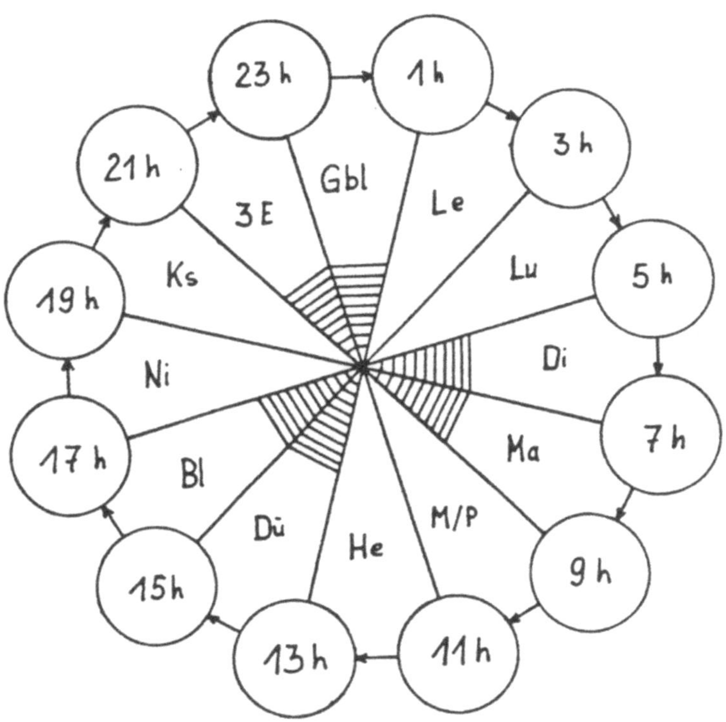

Diese Meridiane werden nach den Organen, mit denen Sie in Verbindung stehen, benannt. Ist das Qi blockiert, kommt es zu Krankheit.

Die Energie ist qualitativ und funktionell unterschiedlich und schließt Materie und Funktion mit ein. So stellt das Qi aus der Ernährung (sauberes Qi) Materie dar, während das Qi des Herzens, der Leber und der Milz, der Nieren und des Magens, sowie das Qi der Meridiane funktionell sind. Beides steht in enger Beziehung zueinander und kann nicht getrennt werden.

Wichtig ist jedoch die Vorstellung, dass alle Funktionen und Reaktionen des Körpers durch das Qi beeinflusst werden.

Die TCM kennt
die **menschliche Energie,** die vererbt oder durch Nahrung und Atmung erworben wird, dazu gehören auch die psychische Energie und die Abwehrkräfte;

die **irdischen Energien,** zu denen die fünf Elemente gehören: Holz, Feuer, Metall, Wasser, Erde;

und die **kosmischen Energien** wie Wind, Hitze, Feuchtigkeit, Trockenheit und Kälte.

In der TCM spielen verschiedene Faktoren bei der Entstehung, dem Ausbruch und der Weiterentwicklung der Krankheit eine Rolle.

Die Entstehung von Krankheiten

Gesundheit ist energetisches Gleichgewicht. Ist dieses Gleichgewicht gestört, entsteht Krankheit. So leidet nicht nur ein Organ, sondern durch die Wechselbeziehungen zueinander können früher oder später eines oder mehrere Organe in Mitleidenschaft gezogen werden. Das bedeutet auch, dass die Organe und Organsysteme und ihre krankhaften Veränderungen nicht isoliert, sondern im ganzheitlichen Sinne betrachtet und entsprechende Behandlung eingeleitet wird.

Durch die **Fünf-Elementen-Lehre** werden die Krankheitsursachen und ihre Auswirkungen den entsprechenden Meridianen und Organen zugeordnet.

- **Erkrankungen durch äußere Ursachen** (äußere Krankheiten) sind klimatisch bedingt. Wir bezeichnen diese Einflüsse als **kosmopathogen.** Es ist die Beeinflussung durch Energien der verschiedenen Jahreszeiten. Man stellt sich vor, dass diese Energien in den Körper eindringen und charakteristische Symptome hervorrufen. Dies geschieht über die äußere Haut und Körperöffnungen in die Meri diane und dann in die entsprechenden Organe.

  Dazu zählen die Einflüsse durch Wind, Hitze, Nässe, Trockenheit und Kälte.

  Wichtig ist hier, dass durch entsprechende

Kleidung die negativen Einflüsse reduziert werden können. So schützt warme Kleidung vor Wind, Kälte und Nässe und damit auch vor Erkältungskrankheiten

– **Innere Krankheitsursachen** sind psychische und ernährungsbedingte Faktoren. Man geht davon aus, dass sie über die Yin – Meridiane oder aber direkt in die Organe eindringen:

– **Einfluss psychischer Faktoren** auf die Organe
  - Angst und Furcht schwächen die Niere,
  - Freude schwächt das Herz,
  - Wut und Ärger schwächt die Leber,
  - Trauer und Kummer schwächen die Lunge,
  - Sorgen und Mitleid schwächen die Milz.

– **Einfluss ernährungsbedingter Faktoren** auf die Organe
  - zu saure Nahrung schwächt die Leber,
  - zu bittere Nahrung schwächt das Herz,
  - zu süße Nahrung schwächt die Milz,
  - zu pikante Nahrung schwächt die Lunge,
  - zu salzige Nahrung schwächt die Nieren.

Wird ein Organ geschwächt, so ist das **Energiegleichgewicht** gestört und es kommt zu einer **Abwehrschwäche** gegen **kosmopathogene** Energien.

Erkrankungen durch Mikroorganismen rufen je nach dem energetischen Zustand des Patienten unterschiedliche Reaktionen hervor. So wird ein Patient mit genügend Energie Eindringlinge (Bakterien, Viren, Parasiten...) abwehren und meist vernichten, während ein geschwächter Patient kaum oder gar nicht reagiert und so ein Eindringen zulässt.

Für eine Diagnosefindung im Sinne der TCM ist eine genaue Befragung nötig. Wichtig sind dabei die Vorgeschichte (auch Kinderkrankheiten, Infektionen,...), die Art der Beschwerden, der Ausscheidungen, aber auch die Reaktion auf die klimatischen Verhältnisse (Hitze, Kälte, Wind, Feuchtigkeit, Trockenheit), auf Ernährungsgewohnheiten und seelische Belastungen. Weiterhin gehören neben der klassischen Untersuchung Puls- und Zungendiagnose dazu, sowie das Einbeziehen der Alarm- und Zustimmungspunkte.

Die Meridiane

Nach Ansicht der TCM kreist das Qi in ganz bestimmten Bahnen, den **Meridiane** (chin.: King), im Körper. Sie verlaufen bilateral (auf beiden Körperseiten), die Energie fließt in eine feststehende Richtung. Auf diesen Meridianen liegen die **Akupunkturpunkte**. Sie bilden mit den unterschiedlichen Meridianen ein **Meridiannetz**. Es verbindet jede Stelle des Körpers und bewirkt einerseits den Gas- und Blutkreislauf, andererseits die Weiterleitung krankhafter Veränderungen.

Physiologisch gesehen sind die Meridiane Bahnen, in denen Energie und Blut zirkuliert, pathologisch gesehen sind sie Bahnen, über die schädliche bioklimatische Energien in den Körper eindringen.

Über die Meridiane werden die inneren Organe mit der Körperaußenseite, von oben nach unten, von links nach rechts, vorne und hinten verbunden. So leitet dieses **Meridiannetz** nicht nur schädliche Energie von außen nach innen (Kälte = Husten...), sondern kann auch krankhafte Veränderungen eines inneren Organs an der Körperaußenseite reflektieren, wobei sich am entsprechenden Meridian Symptome zeigen (Lebererkrankungen = Schmerzen in den Rippen...).

Meridiane sind wie Kanäle, in denen das Qi zirkuliert. Sie durchziehen den ganzen Körper, teils wie Blutgefäße, teils als Nerven oder Lymphbahnen. Sie verlaufen hauptsächlich tief im Körperinneren und verbinden die Zang-(Speicher-) und Fu-(Hohl-) Organe miteinander und untereinander. Auf dem äußeren Anteil dieser Meridiane befinden sich die Akupunkturpunkte.

Zwei Meridiane gehören jeweils zusammen und bilden ein **Meridianpaar**, von dem einer **Yin – Energie**, der andere **Yang – Energie** enthält. Alle Meridiane stehen untereinander in Verbindung und bilden einen **Energiekreislauf**.

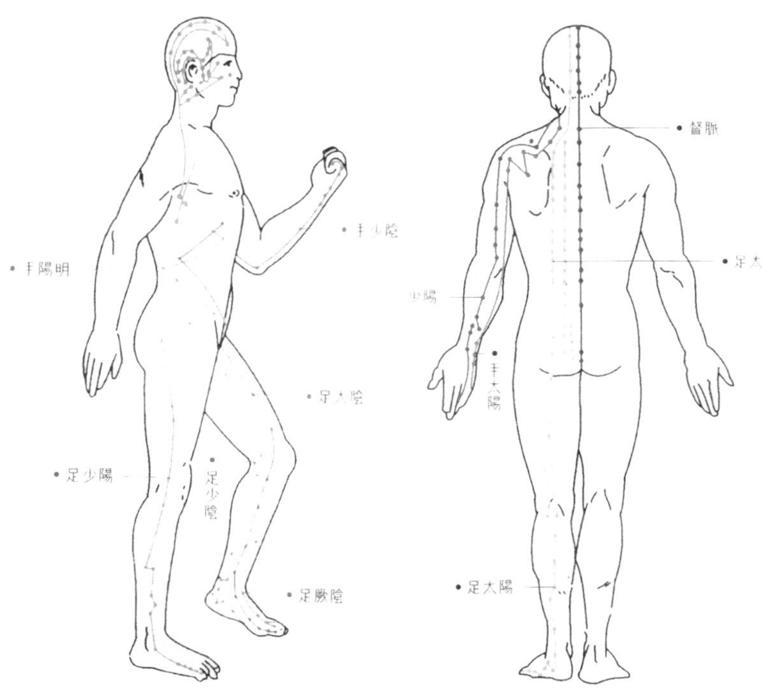

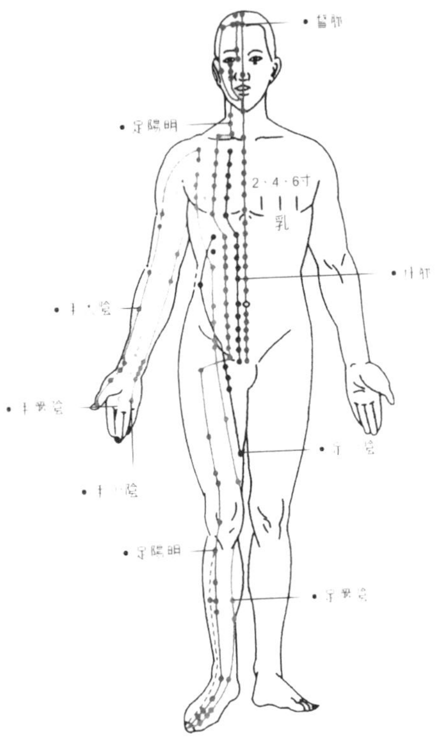

Es gibt 14 wichtige Meridiane:

- **12 paarige Hauptmeridiane**, die nach den von ihnen mit Energie versorgten und unmittelbar in Zusammenhang stehenden inneren Organen benannt werden. Die zu den **Fu – Organen** (Hohlorganen) gehörenden Bahnen verlaufen an der Außenseite der Extremitäten und sind **Yang – Meridiane**, die zu den **Zang – Organen** (Parenchym-, Speicher- oder Arbeitsorganen) gehörenden Bahnen verlaufen an der Innenseite der Extremitäten und sind **Yin – Meridiane** und

- **2 unpaarige Meridiane** in der Medianlinie (Körpermittellinie), die nicht mit einem Organ- oder Funktionskreis verbunden sind und mit den anderen Meridianen in Wechselbeziehung stehen, **dorsal** (am Rücken) das **Lenkergefäß** (LG oder Gouverneur – Meridian = GG, chin. Du Mai), **ventral** (am Bauch) das **Konzeptionsgefäß** (KG; chin. Ren Mai).

Jeder Meridian versorgt ein Organ, ein Organsystem oder mehrere Organe mit ähnlicher Funktion, eine Körperzone, Drüsen, ein Sinnesorgan und die Produktion oder Funktion einer Körperflüssigkeit. Energetische Störungen führen also zu Erkrankungen und/oder Funktionsstörungen im entsprechenden Gebiet, sowie Erkrankungen oder funktionelle Störungen, die energetische Blockaden auslösen können.

So steht im **Nei ching:** „Die einzelnen Meridiane heilen die Erkrankungen der Regionen, die sich in ihrem Verlauf befinden“. Das bedeutet, dass der Verlauf des Meridians über erkrankte Bereiche entscheidend für die Behandlung ist.

Die **Yang – Meridiane** verwandeln die zugeführten Stoffe in Energie, während die **Yin – Meridiane** die Energie speichern.

So verlaufen **Yang – Meridiane** außen (volar = Handrücken, dorsal, lateral = seitlich), d.h. sie sind der „Sonne“ zugekehrt, während **Yin – Meridiane** innen (palmar = Handinnenfläche, ventral, medial = mittig), d.h. auf der „Schattenseite“ verlaufen.

Man stellte sich dabei einen gebückt auf dem Feld arbeitenden Menschen vor, der von der Sonne beschienen wird.

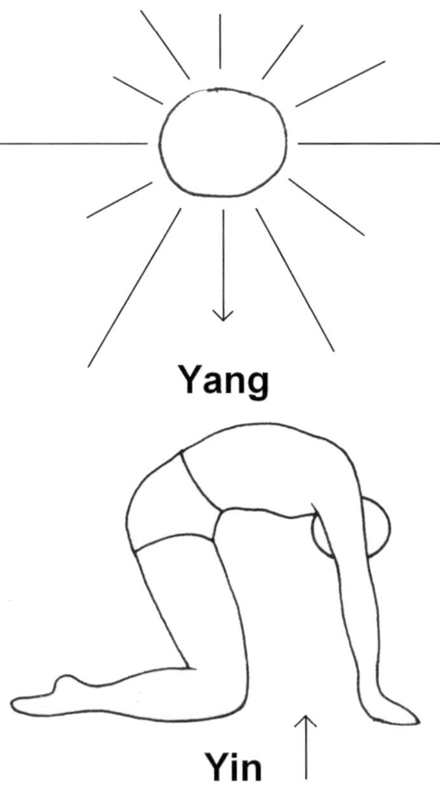

Die Akupunkturpunkte

So behaupteten die alten Chinesen, dass Energie im Körper durch besondere Kanäle, den Meridianen fließt. Die Richtung dieses Energieflusses wird durch die Nummerierung der Punkte angegeben, nämlich von Punkt 1 bis zum höchsten Punkt des Meridians.

Die Punkte werden von westlichen Akupunkteuren mit dem Meridian und der Nummer bezeichnet, während in China jeder Punkt einen Namen hat, z.B. Ma 41 = Jie Xi = „Bach des Gelenks".

Es gibt auf jedem Meridian spezielle Punkte, die eine besondere Wirkung oder einen bestimmten Einfluss haben, wie beispielsweise die Shu- (=Zustimmungs-) Punkte, Mu- (=Alarm-) Punkte oder andere wichtige Punkte.

Bedeutend für Gua Sha sind die Shu-Punkte und als Hinweis für krankhafte Prozesse die Mu-Punkte, sowie die Ah-Shi-Punkte, Extra-Punkte und je nach Indikation noch entsprechende Punkte.

Die Ah-Shi-Punkte

Es sind individuelle, symptomatische, druckschmerzhafte Punkte in der Muskulatur und den Sehnenansätzen, die im Volksmund auch „Aua-Punkte" genannt werden. Sie sind zu vergleichen mit den in der westlichen Medizin bekannten „Trigger-Points".

Wir finden sie besonders häufig in der verspannten Muskulatur im Nackenbereich, im Rücken oder den Schultern.

Der Schmerz ist Ausdruck einer Blockade des Qi, die durch Gua Sha gelöst werden kann.

Die Extra-Punkte

Extra-Punkte liegen außerhalb der Meridiane und haben bestimmte Indikationen, z.B. Kopfschmerzpunkt, Gallenschmerzpunkt,...

Die Zustimmungs- (Shu-) Punkte

liegen am inneren Ast des Blasen-Meridians etwa daumenbreit neben der Wirbelsäule. Sie haben intensive Beziehungen zu den zugeordneten inneren Organen, aber auch zum Spannungszustand der Rückenmuskulatur und den Bewegungssegmenten der Wirbelsäule. Wirbelfehlstellungen und Blockierungen können die Shu-Punkte mechanisch reizen und die zugehörigen Organe irritieren.

Der Shu-Punkt stellt die kürzeste Verbindung zwischen Haut und innerem Organ dar. Shu-Punkt, Meridian und Organ bilden eine energetische Einheit.

Häufig finden wir bei inneren Erkrankungen Verspannungen und Schmerzen an den entsprechenden Shu-Punkten. Sie sind meist durch Palpation (Druck) leicht auffindbar, da sie dumpf-druckempfindlich sind.

Durch Gua Sha entlang des Blasen-Meridians können also auch die inneren Organe energetisch beeinflusst werden.

Bl 13 =	Shu-Punkt der Lunge
Bl 15 =	Shu-Punkt des Herzens
Bl 16 =	Shu-Punkt des Lenkergefäßes
Bl 17 =	Shu-Punkt des Zwerchfells + Meister des Blutes (Anämiepunkt)
Bl 18 =	Shu-Punkt der Leber
Bl 19 =	Shu-Punkt der Gallenblase
Bl 20 =	Shu-Punkt der Milz + Pankreas
Bl 21 =	Shu-Punkt des Magens
Bl 22 =	Shu-Punkt zu 3 – Erwärmer
Bl 23 =	Shu-Punkt der Niere
Bl 24 =	Shu-Punkt der Atmung
Bl 25 =	Shu-Punkt des Dickdarms
Bl 26 =	Shu-Punkt der Lebenskraft
Bl 27 =	Shu-Punkt des Dünndarms
Bl 28 =	Shu-Punkt der Blase
Bl 29 =	Shu-Punkt der Wirbelsäule

Shu-Punkte

36
37
11
12
Lu
14
38
He
LG
39
Zwerchfell
40
41
Le
Gb
42
MP
43
Ma
44
45
3E
Ni
46
47
Atmung
Di
Lebenskraft
31
48
Dü
32
Bl
30
WS
35
49

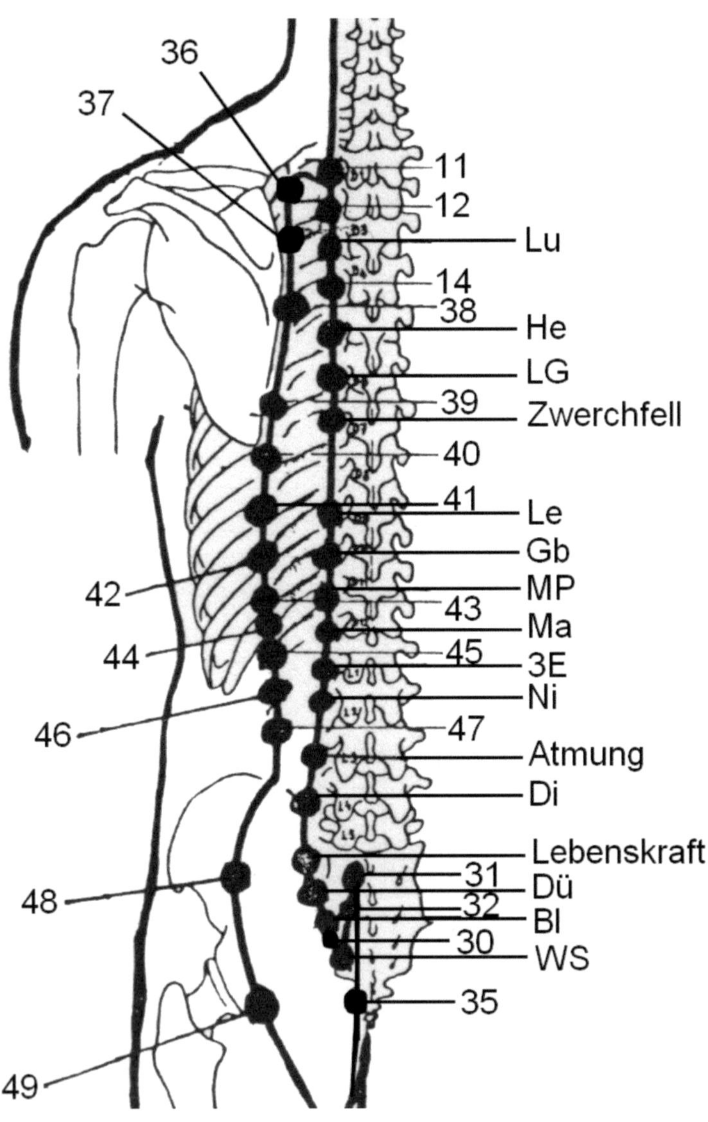

Die Alarm- (Mu-) Punkte

liegen nicht auf den zugehörigen Meridianen, sondern am Bauch, meist über dem erkrankten Organ, oder am Kopf.

Sie sind bei akuten und chronischen Erkrankungen der inneren Organe auf Druck oder auch spontan schmerzhaft. Sie besitzen deshalb eine besondere Bedeutung für die **Diagnostik,** da sie schon frühzeitig einen Hinweis auf krankhafte Veränderungen geben können.

Sie werden bei Schmerzhaftigkeit nur vorsichtig massiert.

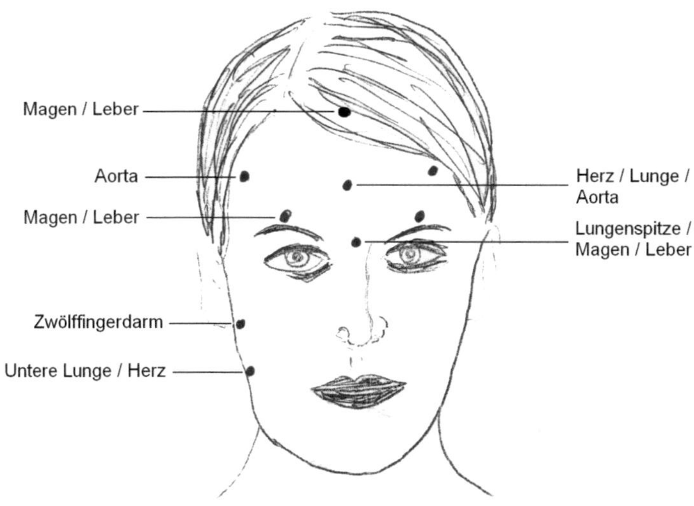

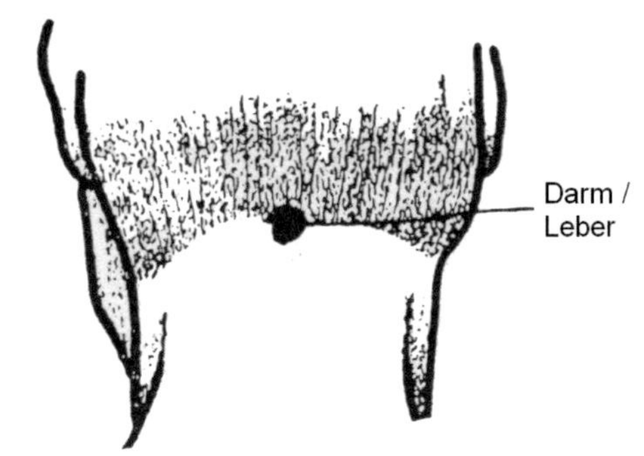
Darm /
Leber

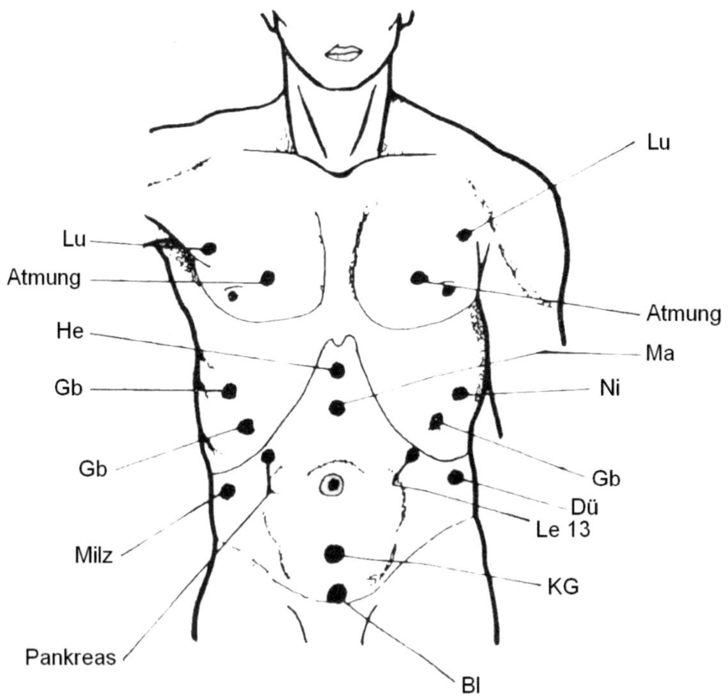
Lu
Lu
Atmung
Atmung
He
Ma
Gb
Ni
Gb
Gb
Dü
Le 13
Milz
KG
Pankreas
Bl

Alarmpunkte können auf folgende Erkrankungen hinweisen:

Bl 2 =	Magen- und Leberstörungen
Bl 4 =	Aorta
LG 22 =	Magen- und Lebererkrankungen
LG 23 =	Erkrankungen des Herzens, der Lunge und der Aorta
Lu 1 =	Lungenerkrankungen
LG 24 =	Erkrankungen der Lungenspitzen, des Magens und der Leber
LG 16 =	Störungen im Darm und der Leber
Ma 11 =	rechts: Erkrankung der rechten Lunge links: Erkrankung der linken Lunge
KS 1 =	Erkrankungen in den Atemwegsorganen und des Kreislaufs
KG 14 =	Herz
KG 12 =	Magenbeschwerden
Ma 15 =	links: Erkrankung der Milz rechts: Dünndarmstörungen
KG 3 =	Erkrankungen der Blase
Le 13 =	links: Bauchspeicheldrüsenerkrankungen rechts: Gallenblasenstörungen
KG 3 =	Blasenprobleme
Gb 25 =	Nierenerkrankungen

Der Verlauf der Meridiane

Die kurzen (Hand-) Yang-Meridiane beginnen an den Händen und enden am Kopf, die langen (Fuß-) Yang-Meridiane beginnen am Kopf und enden an den Füßen.

Die kurzen (Hand-) Yin-Meridiane beginnen an der Brust und enden an den Händen, die langen (Fuß-) Yin-Meridiane beginnen an den Füßen und enden an der Brust.

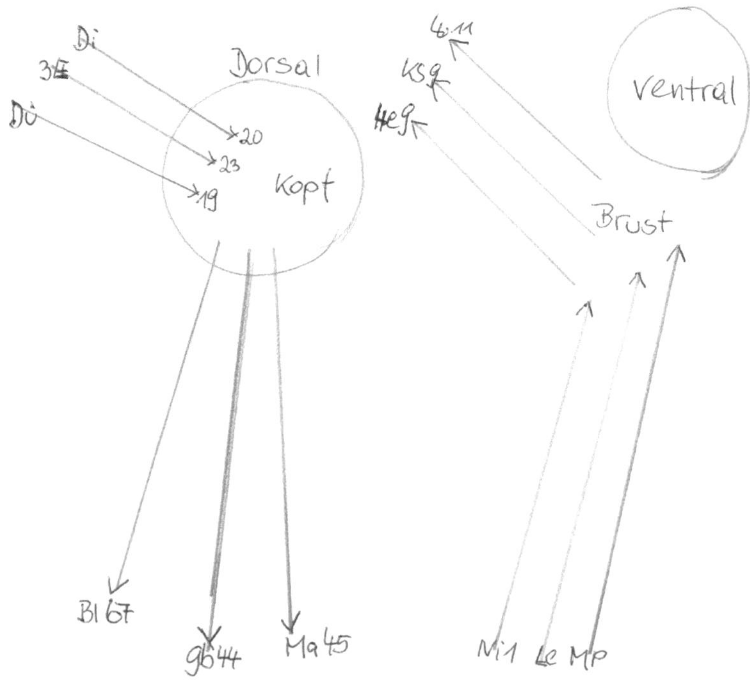

Der Lungen-Meridian (Lu) Yin
11 Punkte

Wirkung: Erkrankungen der Atemwege, Erkältungen, Schmerzen und Beschwerden entlang des Meridians.

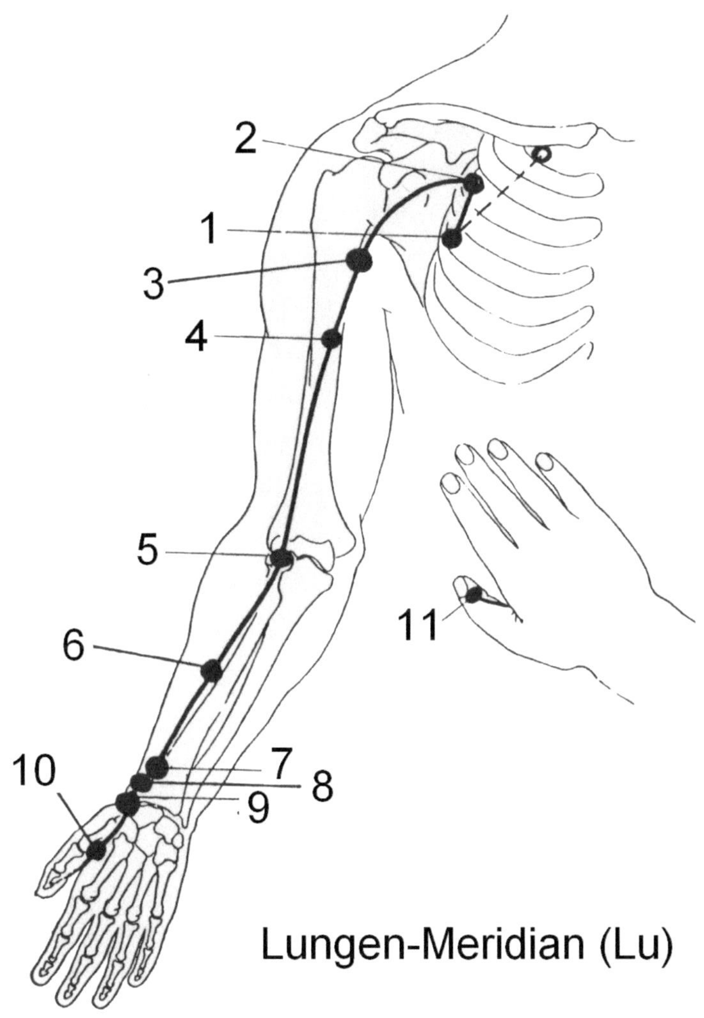

Der Dickdarm-Meridian (Di) Yang
20 Punkte

Wirkung: Beschwerden und Schmerzen im Kopf- und Gesichtsbereich und entlang des Meridians.

Di 1 ist bei Zahnschmerzen besonders hilfreich, **Di 4** lindert Schmerzen im ganzen Körper.

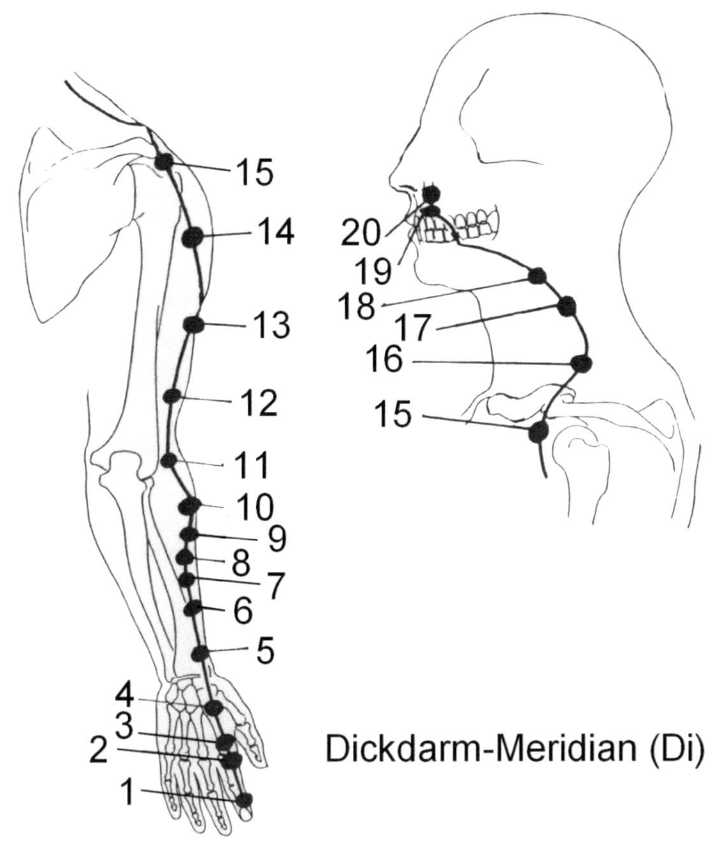

Dickdarm-Meridian (Di)

Magen-Meridian (Ma) Yang
45 Punkte

Wirkung: Erkrankungen im Magen- und Darmtrakt, Zahnschmerzen, Augenerkrankungen, Schmerzen im Meridianverlauf.

Ma 36 ist ein **Notfallpunkt** bei psychischen Erregungszuständen, Fieber, Schmerzen und Krampfanfällen.

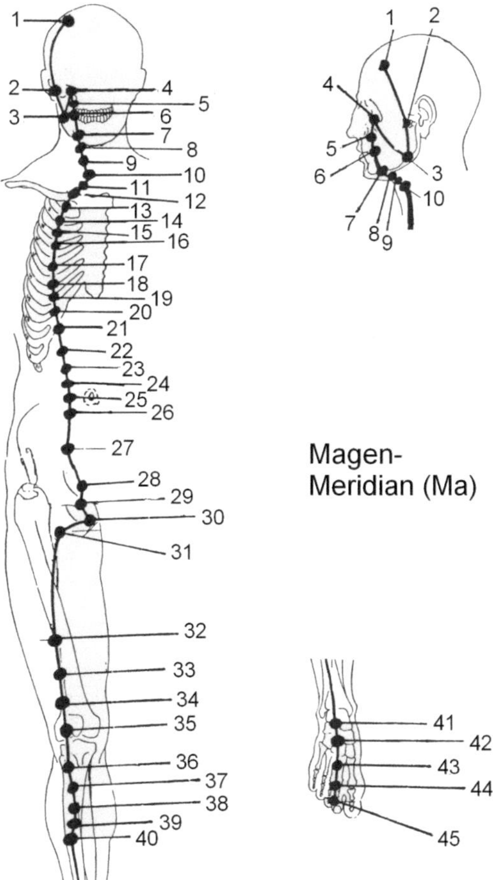

Milz-Pankreas-Meridian (MP) Yin
21 Punkte

Wirkung: hilft hauptsächlich bei Erkrankungen des Verdauungssystems, der Harn- und Geschlechtsorgane und bei Schmerzen entlang des Meridians.

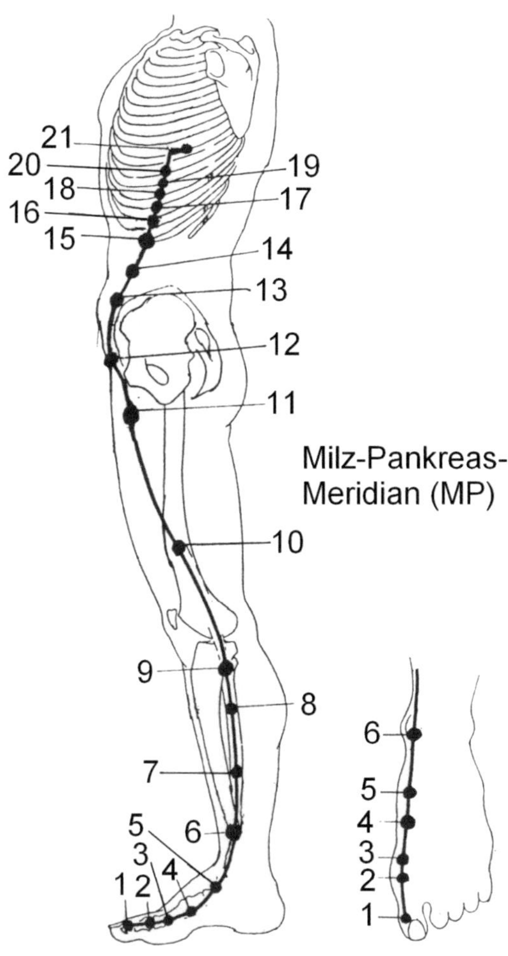

Herz-Meridian (He) Yin
9 Punkte

Wirkung: Herzbeschwerden, wie Beklemmung und Schmerzen in der Brust, Ohnmacht, Bewegungseinschränkung in der Schulter, Schmerzen im Meridianverlauf.

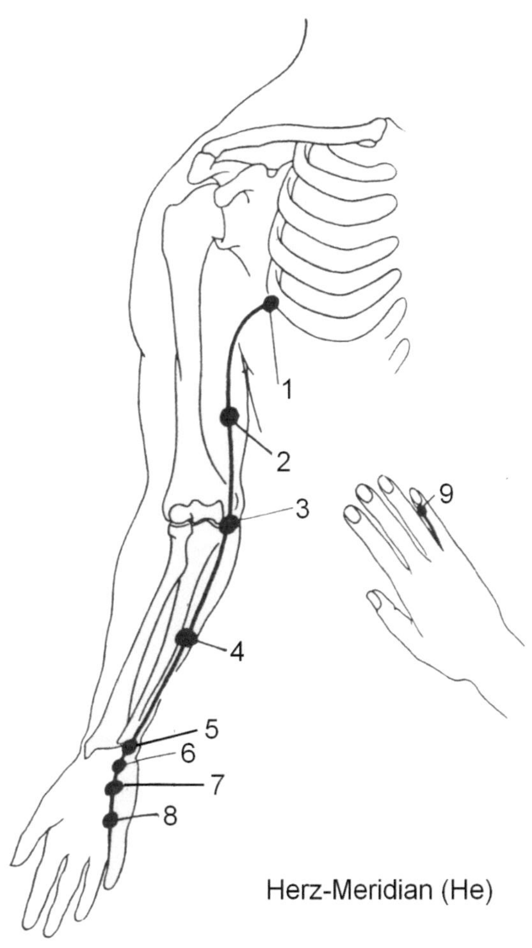

Herz-Meridian (He)

Dünndarm-Meridian (Dü) Yang
19 Punkte

Wirkung: Erkrankungen der Mund- und Rachenhöhle, Schmerzen im Ohr, Nacken, Schulter, oberer Rücken und entlang des Meridians.

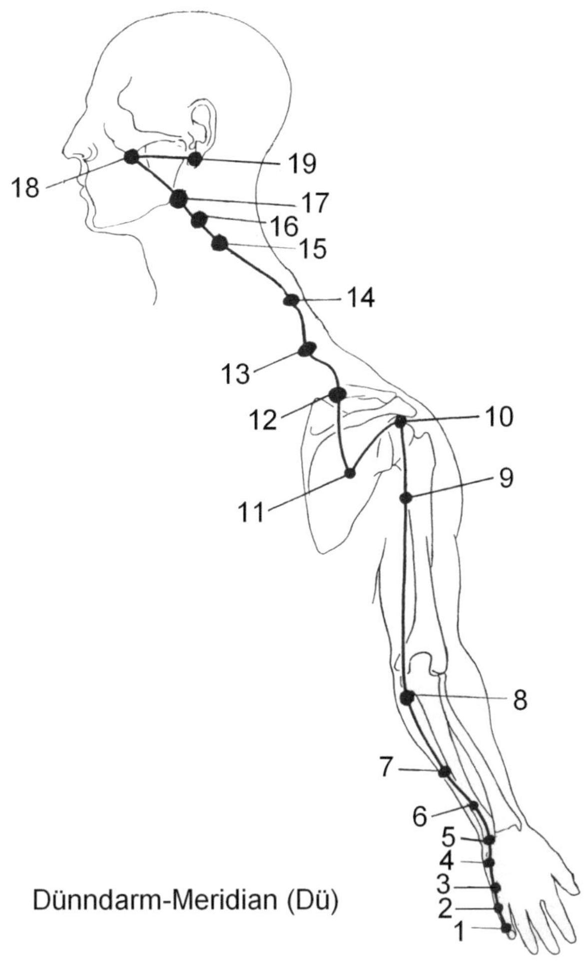

Dünndarm-Meridian (Dü)

Blasen-Meridian (Bl) Yang
67 Punkte

Er ist der längste Meridian. Am Rücken teilt er sich in zwei parallel zur Wirbelsäule verlaufende Stränge.

Wirkung: Erkrankungen innerer Organe; Kopf-, Nacken-, Rücken- und Kreuzschmerzen, Knieschmerzen (Kniekehle) und Beschwerden im Meridianverlauf. Wichtiger Meridian, da auf ihm die Zustimmungspunkte (s.d.) aller Organe liegen und somit auch alle Organe darüber stimuliert werden können.

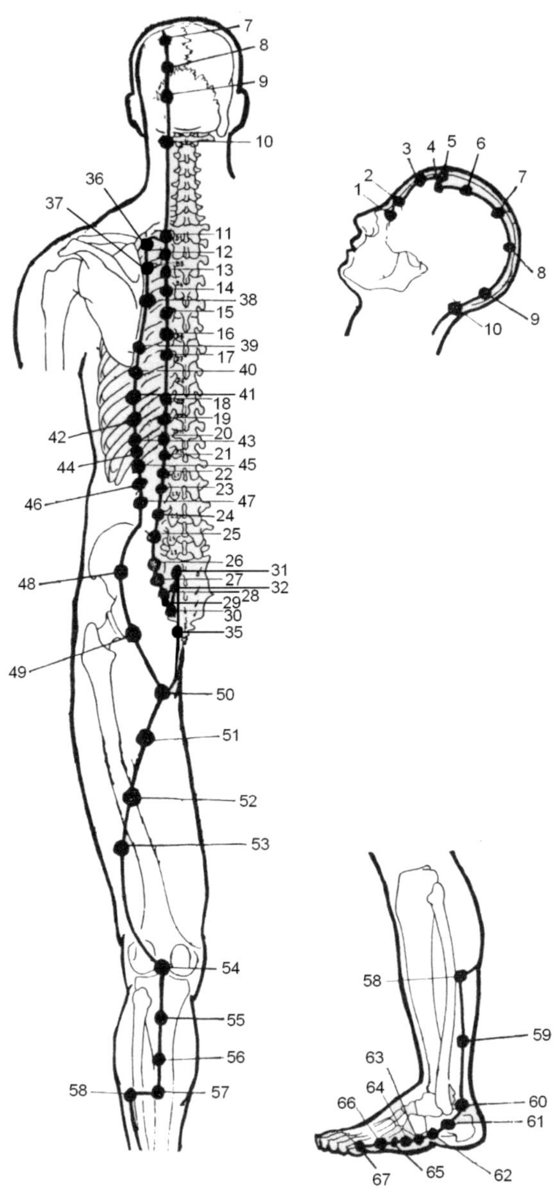
7
8
9
10
36
37
11
12
13
14
38
15
16
39
17
40
41
18
19
42
20
43
21
44
45
22
46
23
47
24
25
26
31
48
27
32
28
29
30
35
49
50
51
52
53
54
55
56
58
57
3
4
5
6
2
7
1
8
9
10
58
59
63
64
60
66
61
65
62
67

Nieren-Meridian (Ni) Yin
27 Punkte

Wirkung: vor allem bei Erkrankungen der Harn- und Geschlechtsorgane und bei Schmerzen entlang des Meridians.

Ni 1 ist ein wichtiger **Notfallpunkt.** Eine Akupressur hilft bei Bewußtlosigkeit, Krampfanfällen und Erregungszuständen.

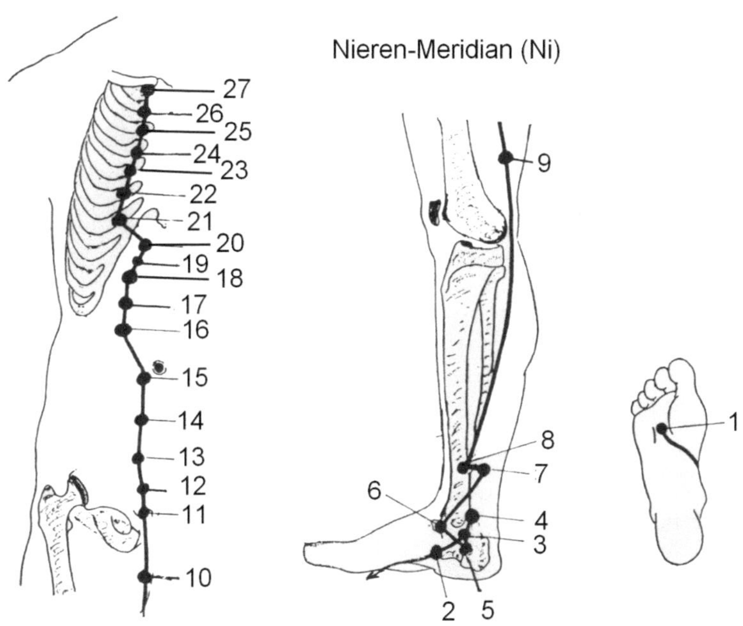

Kreislauf-Sexus-Meridian (KS) Yin
(auch Perikardmeridian) 9 Punkte

Wirkung: bei Erkrankungen des Magens, des Herzens und des Kreislaufs, bei psychischen Störungen und Schmerzen entlang des Meridians.

KS 3 ist ein **Notfallpunkt** bei Herzschmerzen, Herzangst, Bewußtlosigkeit, Krampfanfällen, Fieber und Erbrechen; **KS 6** hat eine ähnliche Indikation wie KS 3, zusätzlich psychische Erregungszustände, Hypertonie und gleicht zwischen Yin und Yang aus. Er wirkt auf die Bauchorgane und hilft bei Übelkeit und Erbrechen, z.B. bei Reisekrankheit.

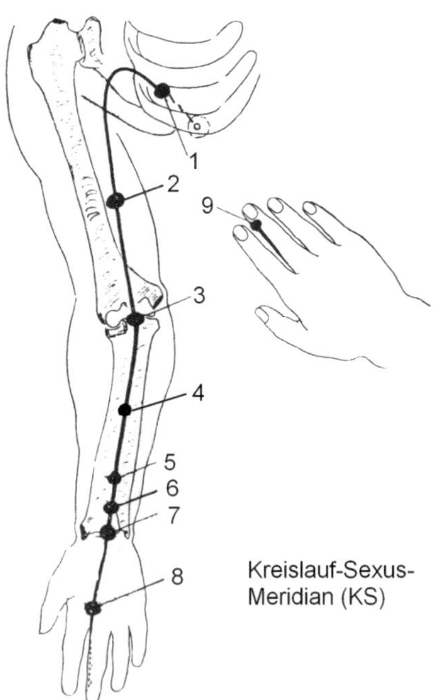

Kreislauf-Sexus-Meridian (KS)

Dreifach Erwärmer-Meridian (3E) Yang
23 Punkte

Wirkung: Koordinierung der Organe in den drei Körperhöhlen: Atmungs-, Verdauungs- und Urogenitaltrakt (Sexualität) und somit des Stoffwechsels und die hormonelle Regulation. Ist hilfreich bei Beschwerden der Ohren, der Mund- und Rachenhöhle, bei Schmerzen entlang des Meridians.

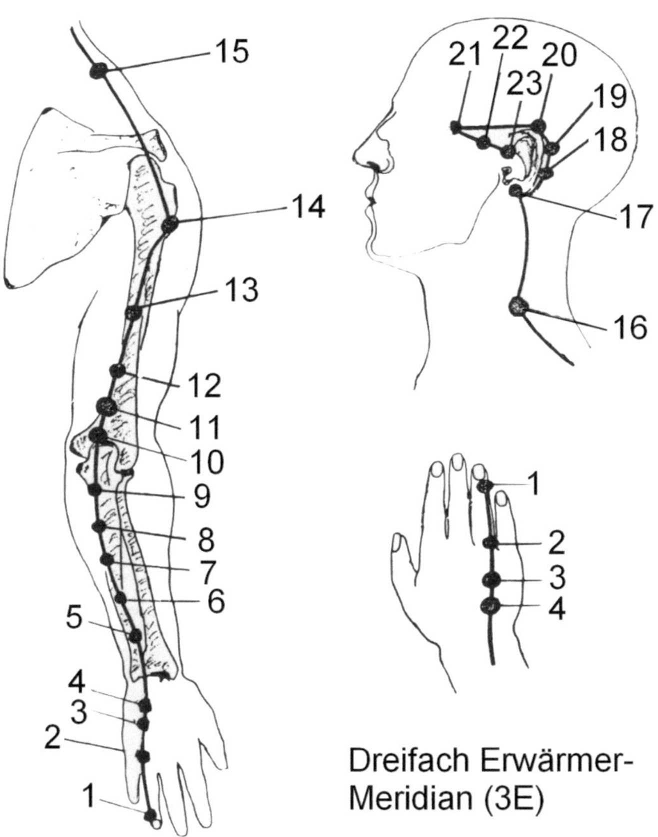

Dreifach Erwärmer-Meridian (3E)

Gallenblasen-Meridian (Gb) Yang
44 Punkte

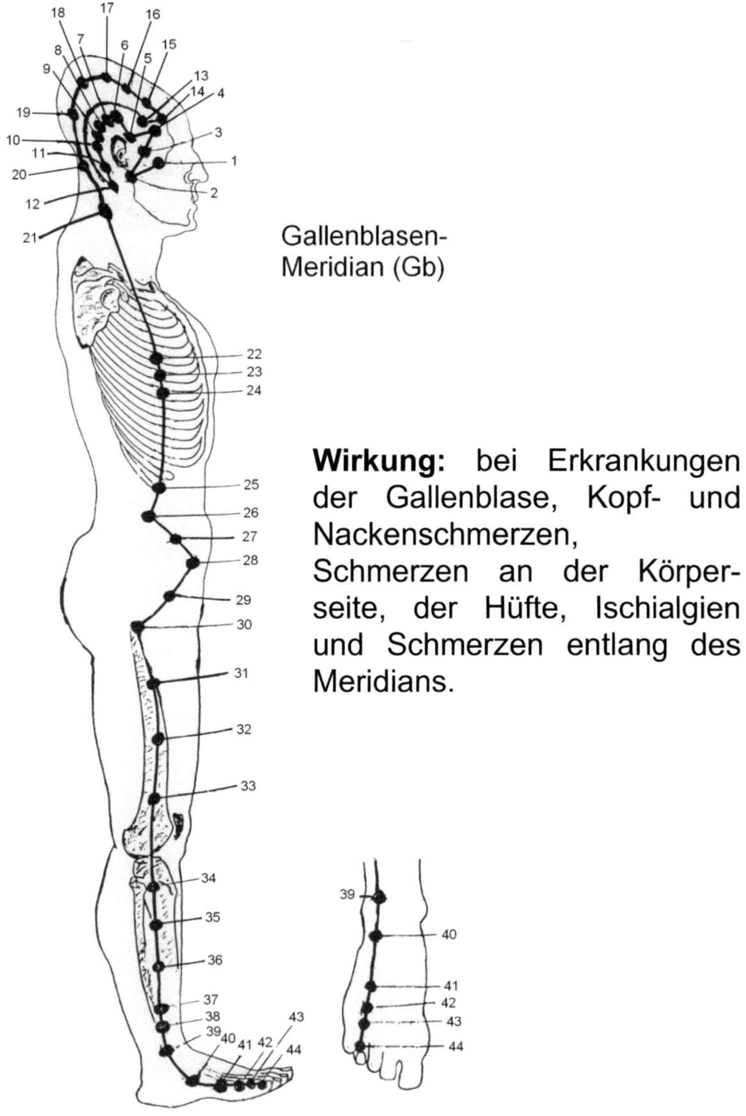

Wirkung: bei Erkrankungen der Gallenblase, Kopf- und Nackenschmerzen, Schmerzen an der Körperseite, der Hüfte, Ischialgien und Schmerzen entlang des Meridians.

Leber-Meridian (Le) Yang
14 Punkte

Wirkung: hilft bei Leber-, Gallenblasen- und Urogenitalerkrankungen, Schmerzen im Meridianverlauf und bei psychischen Erregungszuständen.

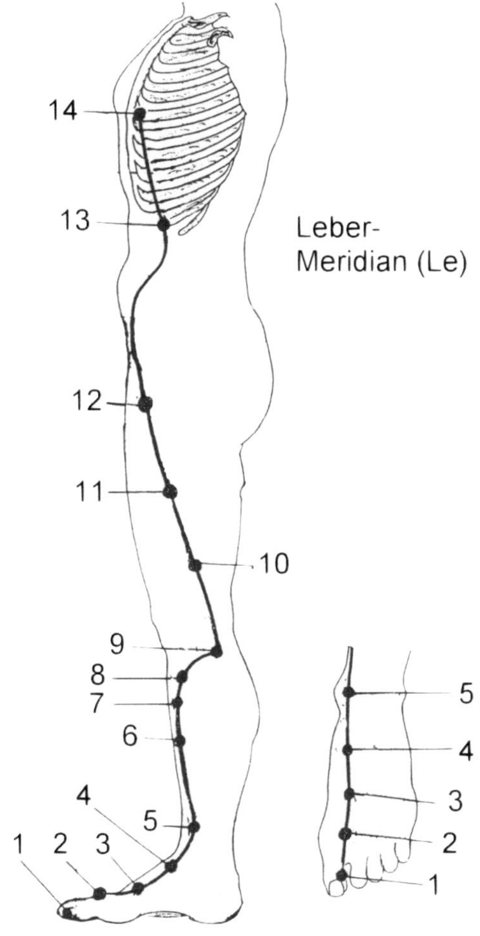

Lenkergefäß (LG) Yang
(auch Gouverneursgefäß) 28 Punkte

Wirkung: Funktionsstörungen des Zentralnervensystems, Beschwerden der Wirbelsäule und der inneren Organe.

Wichtige **Notfallpunkte** sind **LG 20** bei Ohnmacht und psychischen Erregungszuständen, **LG 26** bei Krampfanfällen (auch bei epileptischem Anfall), Ohnmacht, Hypotonie und psychischen Erregungszuständen. Die Punkte müssen kräftig (am besten mit dem Fingernagel) stimuliert werden.

Lenkergefäß (LG)

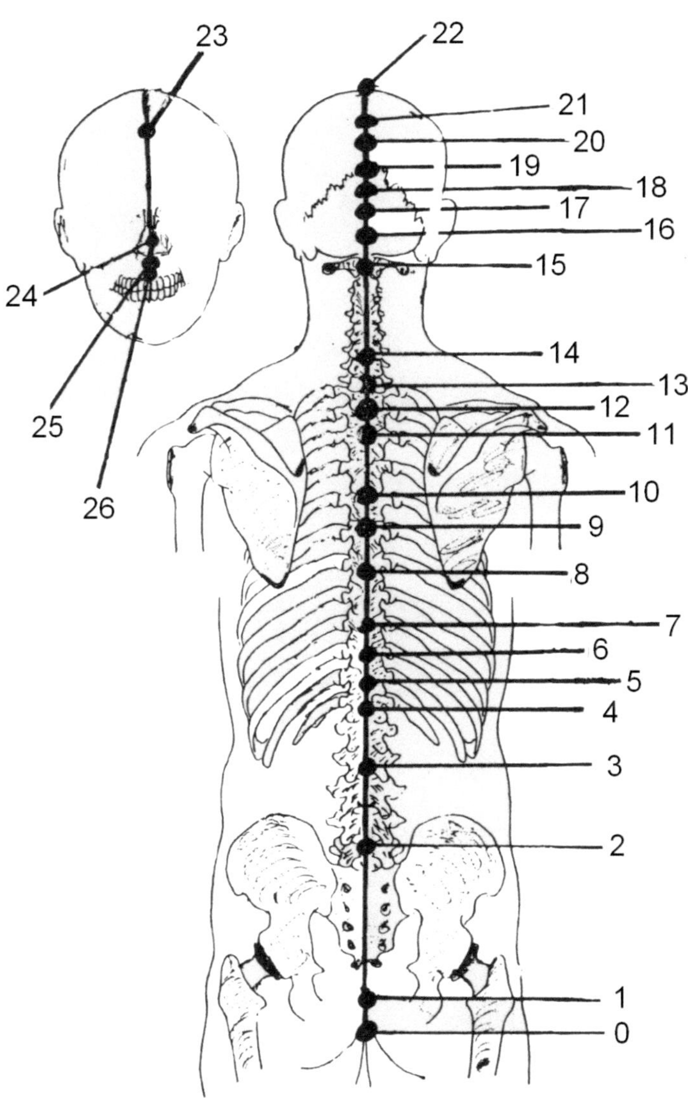

Konzeptionsgefäß (KG) Yin
24 Punkte

Wirkung: hilft besonders bei Erkrankungen des Urogenitalsystems, aber auch bei Schwächezuständen.

KG 17 ist wichtig für den energetischen Ausgleich.

Konzeptionsgefäß (KG)

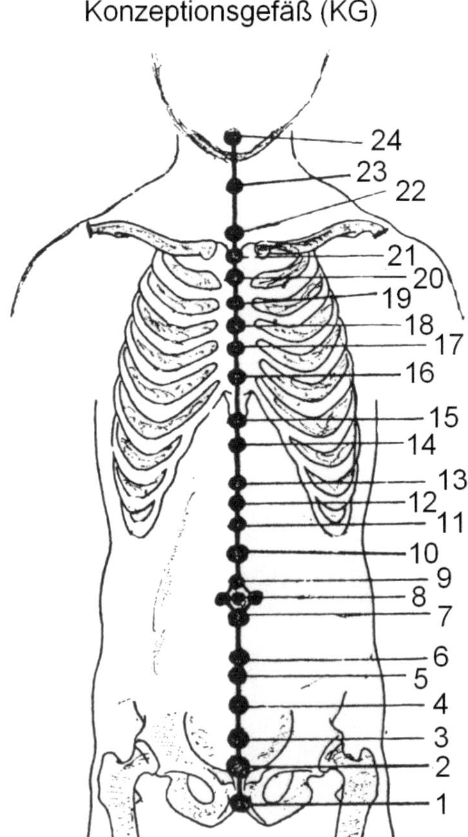

Reflexzonen

Wir gehen davon aus, dass das Bild des Gesamtkörpers, je nach den Reflexzonen, z.B. auf Hände, Füße, Schädel, Gesicht, Ohren usw. projiziert ist.
Die Stimulierung entsprechender Zonen bewirkt bestimmte Reaktionen in den korrespondierenden Organen oder Arealen.

Die Massage

Benötigt werden

– ein spezieller Schaber (aus Jade, Kunststoff oder Büffelhorn), der Deckel eines Marmeladenglases, eine Münze mit abgerundeten Kanten (= Münzmassage), ein chinesischer Porzellanlöffel, ein Kochlöffel aus Holz oder Plastik, Muscheln mit glattem, rundem Rand,...

Spezielle chinesische Schaber sind bei der Firma DMC erhältlich. www.dmc-natur.de, Tel: 0211-179457-0

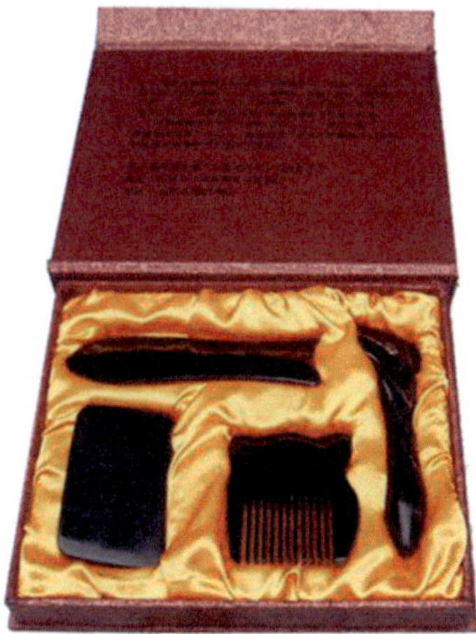

– Öle wie Sesam-, Oliven-, Sonnenblumenöl oder spezielle Öle wie Johanniskraut-, Pfefferminz-, Eukalyptusöl; durchblutungsfördernde, nicht zu scharfe Salben, da sonst Hautreizungen entstehen können.

  Sie können für eine gute Durchblutung und Schmerzlinderung auch etwas Tigerbalm oder Japanisches Heilpflanzenöl mit einem Massageöl, Hautpflegeöl oder auch gutem Lebensmittelöl mischen (dadurch wird die Haut nicht zu sehr gereizt).

  Ein sehr gutes Gleitmittel ist frischer Ingwersaft. Dafür schälen Sie eine Ingwerknolle und zerstoßen sie zerkleinert in einem Mörser, filtern durch ein feines Sieb oder ein sauberes Tuch, drücken den Rest gründlich aus. Dieser wärmende Saft wird gerne bei der Behandlung von Kleinkindern genommen, hilft außerdem bei Beschwerden und Schwellungen der Gelenke.

– Baumwoll- oder Papiertuch, um das überschüssige Öl im Anschluss an die Massage abzuwischen.

Wichtige Regeln

Achten Sie bitte darauf, dass der Raum warm ist und dass während der Behandlung kein Durchzug herrscht. Durch die Behandlung öffnen sich die Hautporen, der Patient schwitzt und kann sich leicht erkälten, deshalb sollte man sich nach der Behandlung rasch anziehen. Sollte noch ein Gesichts-Gua Sha folgen, warten Sie bitte etwa 10 – 15 Minuten.

Sie sollten während einer Sitzung nur eine „Krankheit" behandeln (z.B. Erkältung, Verspannung im Rücken, Verdauungsstörung...) und, falls Sie Akupunkturpunkte verwenden, nur 3 – 4 Punkte stimulieren.

Bei Schwäche, einer Cortisontherapie, bei Untertemperatur oder kalten Körperzuständen, bei starkem Übergewicht kann die gewünschte Rötung ausbleiben. Trotzdem bessern sich die Beschwerden.

Ein Glas lauwarmes Wasser nach Gua Sha unterstützt das Ausschwemmen der „Giftstoffe" und „Stoffwechselschlacken" über die Niere und unterstützt den Kreislauf und Stoffwechsel.

Frühestens drei Stunden nach Gua Sha sollte geduscht oder gebadet werden.

Für die Behandlung ist es wichtig,
dass je nach dem zu massierenden Körperbereich eine bequeme Sitz- oder Liegeposition eingenommen wird.

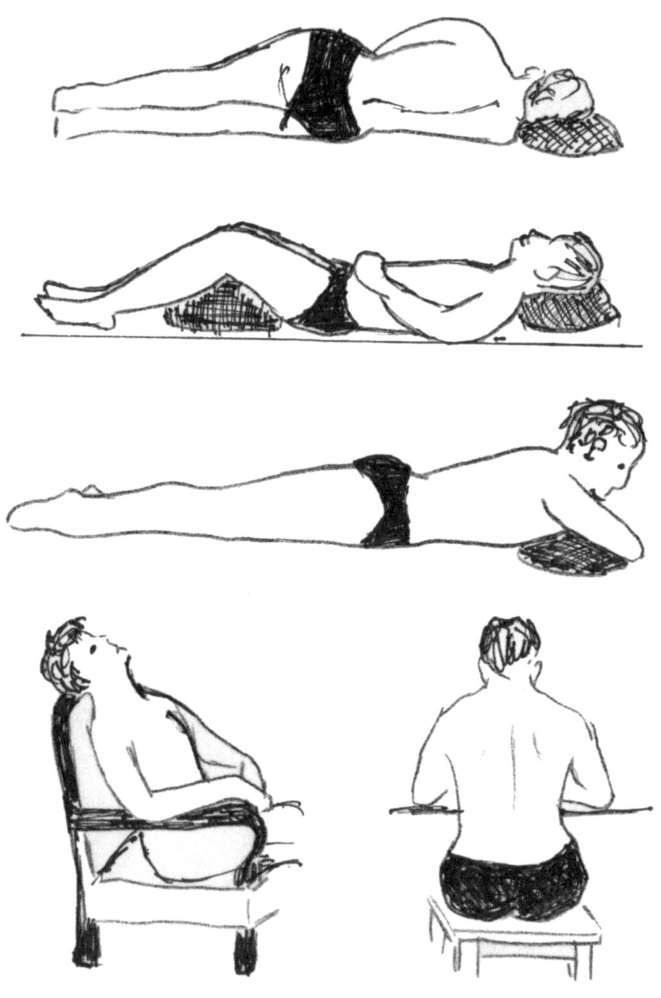

Um eine optimale Wirkung zu erzielen,
sollte die Strichrichtung eingehalten werden und der Druck auf die Gegebenheiten abgestimmt werden.

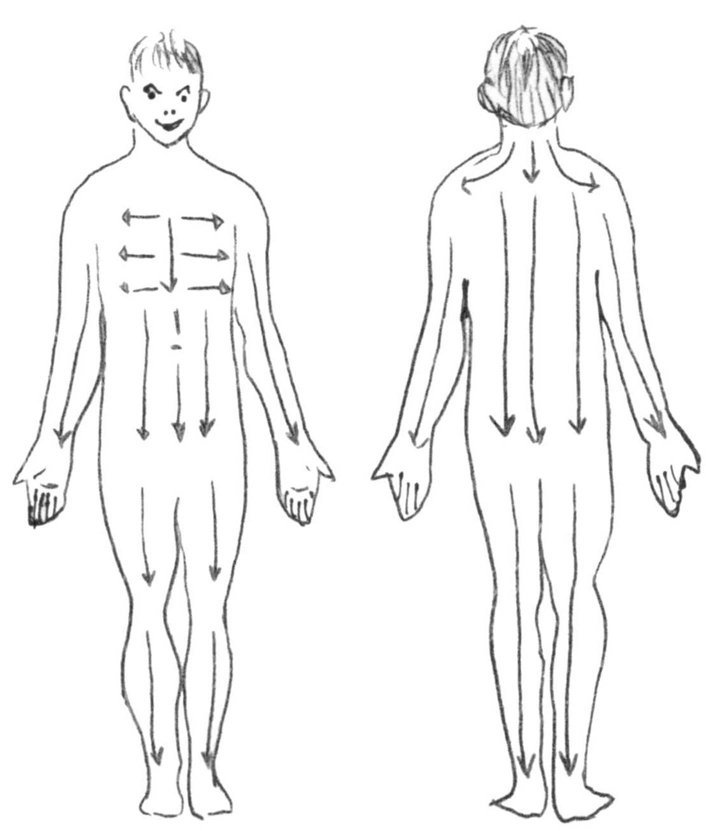

Gua Sha im Gesicht

1. Benutzen Sie unbedingt ein kosmetisches Öl!
2. Führen Sie den Schaber sanft und langsam entlang des Muskelverlaufs!
3. Gua Sha nicht anwenden bei Akne, Entzündungen und roten Äderchen!

Gua Sha am Schädel

1. Verwenden Sie kein Öl! Nur bei haarlosen Stellen (Glatze) wenig Öl nehmen.
2. Führen Sie den Schaber mit leichtem Druck über den Kopf!
3. Vorsicht, wenn der Patient an Diabetes mellitus (Zuckerkrankheit) leidet oder die Schlagadern stark sichtbar sind! Kein starker Druck!
4. Bei Schlafproblemen sollte Gua Sha nicht vor dem Zubettgehen, sondern tagsüber gemacht werden!

Gua Sha auf der Brust

1. Die Haut ist am vorderen Brustkorb dünn und empfindlich. Führen Sie den Schaber mit wenig Druck im Verlauf der Rippen von innen nach außen!
2. **Achtung!** Nicht in den Rippenzwischenräumen und nicht über den Brustwarzen anwenden!

Gua Sha am Bauch

1. Frühestens eine halbe Stunde nach dem Essen anwenden!
2. Bei Bauchschmerzen erst eine genaue Diagnose stellen. Bei unklaren Bauchbeschwerden **kein** Gua Sha!
3. Bei Senkungsbeschwerden von Organen im Bauchraum (Magen, Gebärmutter, Blase) werden die Striche von unten nach oben ausgeführt!

Gua Sha am Rücken

1. Bei schlanken Patienten Gua Sha ohne starken Druck über der Wirbelsäule oder den knöchernen Bereichen anwenden!
2. Die Striche werden nicht in einem entlang des Rückens geführt, sondern in etwa 8 – 10 cm langen Abschnitten!
3. Bei schwachen Patienten werden mehrere kurze Striche gemacht!

Gua Sha an Armen und Beinen

1. Muskeln entspannen; über den knöchernen Teilen Gua Sha mit weniger Druck anwenden!
2. Bei Krampfadern und Ödemen (Wassereinlagerungen) vorsichtig die Striche von unten nach oben führen!
3. Kein Gua Sha bei geschwollenen oder akut entzündeten Gelenken!

Die Technik des Gua Sha

1. Setzen Sie den Schaber in einem Winkel von weniger als 45° auf. Bei Schmerzen und bei empfindlichen Patienten oder kleinen Kindern sollte der Winkel nicht mehr als 15° haben. Am Kopf wird der Schaber in der Regel im Winkel von 90° aufgesetzt.

2. Die Bewegungen sollen gleichmäßig und nicht zu schnell sein.

3. Die Bewegungen müssen mit angepasstem Druck erfolgen, stärker, um tiefere Schichten zu erreichen; über Knochen, dünner Haut, dünnen Muskeln, im Gesicht und bei großer Gefahr nur wenig Druck anwenden.

4. Die Striche sollen etwa 8 – 15 cm lang und etwas überlappend sein. Bei der Behandlung von Akupunkturpunkten wird die Umgebung mitbehandelt, bei Meridianen sind je nach der Länge mehrere Striche nötig. Am Kopf sind die Striche häufiger und etwa 1 cm lang.

5. Akupunktur- oder Schmerzpunkte werden kreisförmig oder in kurzen Strichen stimuliert oder stark gedrückt.

6. Bei der Anwendung sollten nicht zu große Flächen und zu lange behandelt werden, da dies zu einem Energieverlust führen kann.

7. Die Reihenfolge bei der Behandlung:
   - vom Kopf, Gesicht zum Körper;
   - erst oben, dann nach unten;
   - erst den Rücken, dann die Brust und
   - dann die Extremitäten;
   - erst die Yang-, dann die Yin-Meridiane;
   - oder lokale Behandlung.

8. Beachten Sie bei der Behandlung von Bauch, Rücken und Extremitäten die Richtung der Striche.
   - Ödeme, Krampfadern und bei Senkung von inneren Organen werden die Striche von unten nach oben geführt.
   - Bei Gesicht, Schulter und Brust Striche von innen nach außen im Muskelverlauf führen.

9. Die Behandlung sollte zwischen 20 – 30 Minuten, bei schwachen Patienten kürzer (ca. 15 Minuten) dauern.

10. Wiederholen Sie die Behandlung erst, wenn die Rötungen, eventuelle Schmerzen und die Müdigkeit verschwunden sind.
    Klingt die Rötung schnell ab, kann nach etwa 2 – 3 Tagen, ansonsten nach 5 – 7 Tagen wieder behandelt werden.

11. Tasten Sie vor Gua Sha den zu behandelnden Bereich ab. Fühlen Sie nach Verhärtungen, Verklebungen und schmerzhaften Stellen, dann arbeiten Sie anfangs mit weniger Druck und erhöhen Sie ihn im Laufe der Behandlungen.

12. Üben Sie die Technik des Gua Sha, um sie richtig ausführen zu können.

Sie können alternativ oder zusätzlich einen Bereich mit den Fingerkuppen, der Handfläche oder dem Handrücken beklopfen. Meist wird dies am Ende einer Behandlung durchgeführt, kann aber auch bei verschiedenen Indikationen statt des Schabens eingesetzt werden.

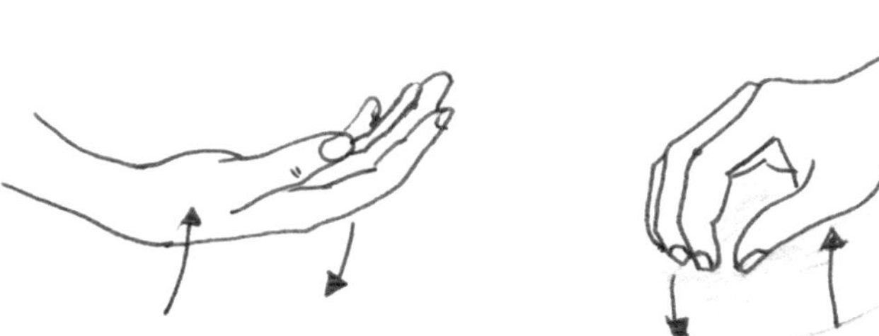

Reaktionen auf Gua Sha

Normale Reaktionen:
Die Hautreaktionen haben unterschiedliche Farben und Rötungen, die nach zwei Tagen dunkel werden und spätestens nach drei bis fünf Tagen verschwunden sind. Es können auch lokal Schmerzen auftreten, die nach etwa zwei Tagen verschwinden.

Anormale Reaktionen:
Bei geschwächten Patienten und/oder zu starker Manipulation tritt für etwa 20 Stunden starke Müdigkeit auf.

Symptome wie Schwindel, Blässe, Übelkeit, Erbrechen, Herzunruhe, kalter Schweiß, kalte Hände und Füße haben verschiedene Ursachen: zu viele Stellen oder zu stark behandelt; zu müde, nervöse oder nüchterne Patienten.

Fazit

1. Erklären Sie genau, was Sie vorhaben, da die Rötungen unter Umständen mit Mißhandlungen verwechselt werden können

2. Behandeln Sie niemanden, der unter Schlafmangel leidet, sehr müde ist oder noch nichts gegessen hat.

3, Bei schwachen Patienten dürfen Sie nur weniger stark und kürzere Zeit behandeln.

4. Bei seltenen Zwischenfällen, wie z.B. Übelkeit, Schwindel, Herzrasen, Blässe, Schweißausbruch..., die Behandlung sofort stoppen, den Patienten flach auf dem Rücken liegen lassen, zudecken und warmes Zuckerwasser zu trinken geben.

5. Wird es nicht besser, stimulieren Sie mit dem Fingernagel kräftig folgende Akupunkturpunkte:

   Yong chuan = Ni 1, Nei guan = KS 6, Zu san li = Ma 36, Bai hui = LG 20, Renzhong = LG 26.

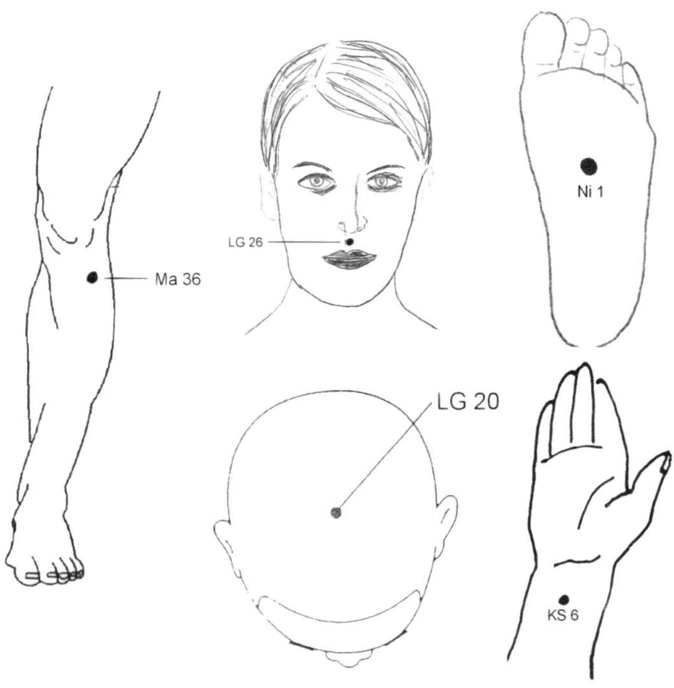

Energieausgleich mit Gua Sha

Störungen im Energiefluss verursachen Funktionsstörungen und Krankheiten. Die TCM behandelt diese Veränderungen über den Energiekreislauf. Durch Gua Sha kann ein harmonischer Energiefluss in den zwölf Haupt-Meridianen erreicht werden, denn wenn in einem Körperteil Fülle herrscht, muss logischerweise an anderer Stelle Leere herrschen.

Es gibt bei Gua Sha verschiedene Methoden, um einen Energieausgleich zu erreichen.

1. Bei energetischem **Fülle-Zustand** muss Energie abgeleitet werden. Dabei wird Gua Sha über längere Zeit schnell und mit stärkerem Druck angewendet.

2. Bei energetischem **Leere-Zustand,** also bei schwachen Patienten oder langdauernder Krankheit wird Gua Sha nur kurze Zeit, langsam und mit wenig Druck angewendet.

3. Die gebräuchlichste Methode ist die Anwendung von Gua Sha mit mittlerem Druck und moderater Geschwindigkeit.

Gua Sha ist eine unterstützende Methode, um das energetische Gleichgewicht herzustellen. Bei allen drei Methoden

- werden die Poren der Haut geöffnet, „Gifte“ ausgeschieden,
- kann die Energie ungehindert durch die Meridiane fließen,
- kommt ausreichend Sauerstoff und Nahrung zu den Zellen.

Behandlungsbeispiele

Auf den Zeichnungen sind die einzelnen Schritte genau erklärt. Die Behandlung der einzelnen Punkte muss immer beidseitig geschehen.

Es sind Vorschläge. Sie werden mit der Zeit eigene Behandlungskonzepte entwickeln.

Bei der Massage werden die schmerzenden Bereiche, die Reflexzonen an Händen, Füßen oder Kopf und entsprechende Meridiane oder Akupunkturpunkte in den Behandlungsplan einbezogen.

Die Behandlung am Rücken sollte bis zum Auftreten von Sha (Rötung), über dünner Haut und der einzelnen Punkte nur bis zum Wärmegefühl und leichter Rötung durchgeführt werden.

Anti-Aging-Massage

Gesichts-Gua Sha wird in der Kosmetik als Anti-Aging-Massage angewendet. Benutzen Sie ein kosmetisches Öl, aber auch Traubenkernöl, Arganöl, Mandelöl,...eignet sich. Mit den Schabern (spezielle Schaber aus Horn oder Jade, Löffel aus Plastik oder Porzellan, kleine Schraubdeckel...) wird der Fluss des Qi erhöht, die Durchblutung angeregt, das Gewebe mit Sauerstoff und Nährstoffen versorgt, die Gesichtmuskeln intensiv trainiert und die Revitalisierung der Zellen beschleunigt. Das Gewebe im Gesicht strafft sich und verbessert dadurch die Gesichtsform.

Vergessen Sie nicht, Hals und Dekolleté mitzubehandeln.

Achtung: der Druck muss der zarten Haut angepasst werden. Behandeln Sie, bis eine leichte Rötung und ein Wärmegefühl auftritt.

Sie sollten entweder regelmäßig 1 x wöchentlich, oder kurmäßig über 6 Wochen alle 4-5 Tage eine Gua Sha-Behandlung machen.

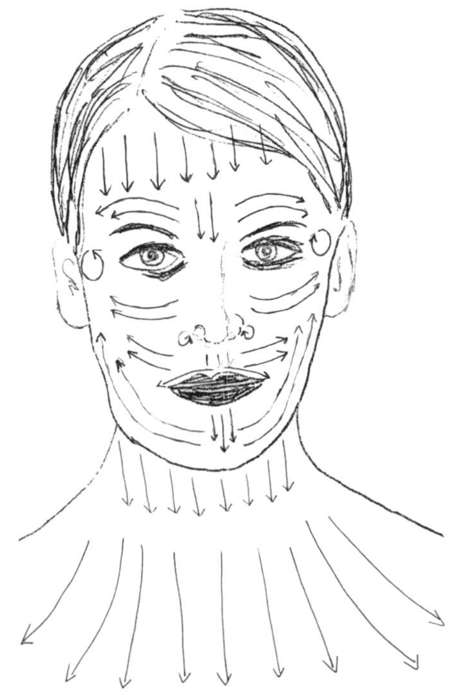

Beschwerden des Bewegungsapparates

Der Stütz- und Bewegungsapparat setzt sich vor allem aus Knochen, Gelenken, Muskeln und Sehnen zusammen. Er kann auf vielfältige Weise durch äußere oder innere Ursachen geschädigt werden.

Beschwerden an der Halswirbelsäule (HWS)

Durch Blockierung eines einzelnen Wirbelgelenks (ausgerenkter Wirbel) kann es zu lokalen Schmerzen und Bewegungseinschränkung (Nackensteife) beim Drehen des Kopfes in eine Richtung kommen. Die Muskulatur ist verspannt und schmerzhaft. Je nach Art der Störung strahlen Schmerzen in den Arm- und Schulterbereich aus.

Gua Sha kann die Schmerzen lindern und die verspannte Muskulatur lockern

Behandlung
Nacken und oberer Rücken, Nacken bis Schulter

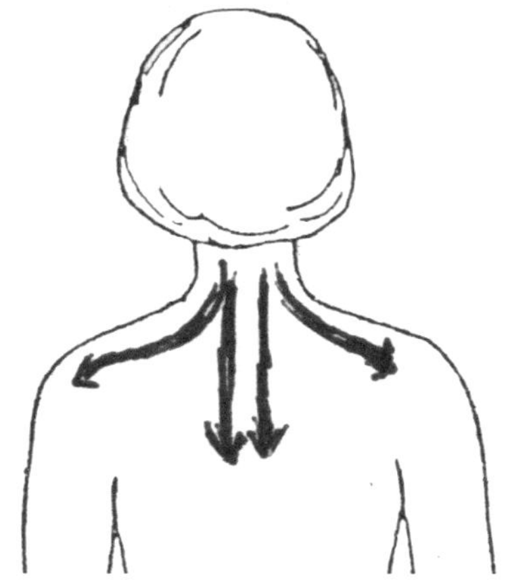

Schmerzen im Schulter-Arm-Bereich

Ursache ist meist eine Fehlhaltung oder Fehlbelastung, die zu Verspannungen und Schmerzen führt. Bei älteren Menschen können Durchblutungsstörungen häufig Schmerzen verursachen.

Schmerzen verschlimmern sich nachts oder bei feuchtem und kaltem Wetter.

Behandlung

Wenn Schmerzen beim **Hochheben des Armes** auftreten: Schulter → Oberarm, Di 4

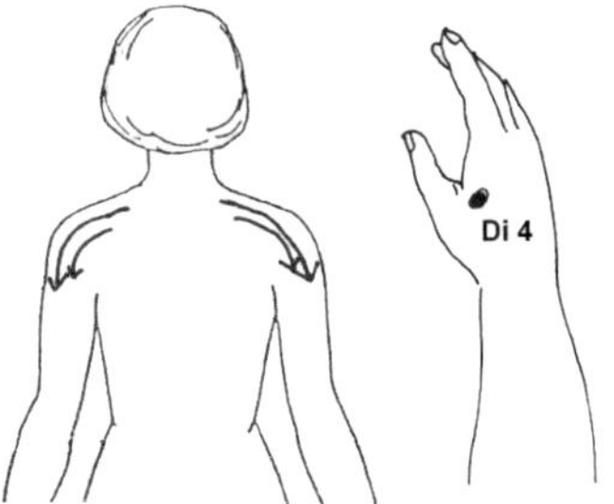

Treten die Schmerzen beim **Vorschieben des Armes** auf: Ah-Shi-Punkte und Armfalte im Rücken ausstreichen

Schmerzt es, wenn der **Arm nach hinten** bewegt wird: Ah-Shi-Punkte, Di 4 und Armfalte vorne ausstreichen.

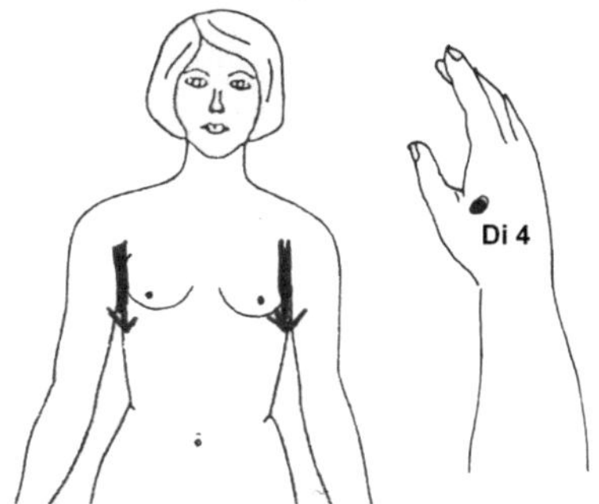

Rückenschmerzen

Kreuzschmerzen können sowohl körperliche wie auch psychische Ursachen haben und können in unterschiedlichen Bereichen und ein- oder beidseitig des Rückens auftreten. Klären Sie ab, ob Verletzungen, ein Bandscheibenvorfall oder Tumore Auslöser sind.

Fehlhaltung oder Fehlbelastung führen zu Verspannungen. Häufige Ursache ist die Arbeit oder der Arbeitsplatz.

Kälte und Feuchtigkeit verschlimmern die Schmerzen.

Behandlung
Rücken, Beklopfen von Kniekehlen (Bl 54) und Waden
Fußreflexzone Wirbelsäule

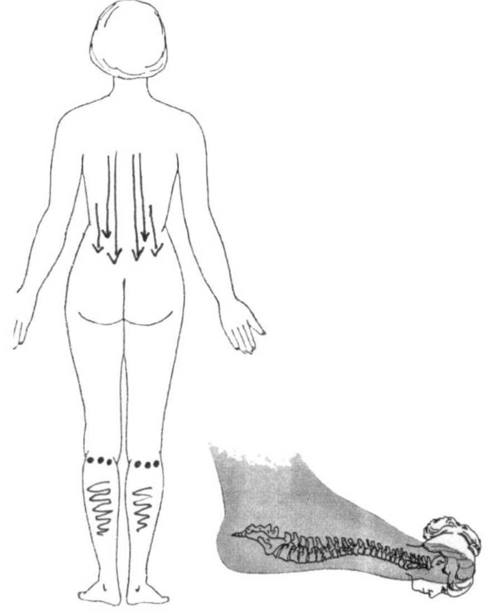

Knieschmerzen

Viele Menschen sind davon betroffen. Die Ursache bei Älteren ist meist Arthrose oder Rheuma, bei Jüngeren ein Unfall, z.B. Knieverletzungen beim Fußballspiel.

Behandlung
Extrapunkte „Kalbsauge“, MP 9, 10, Bl 54, Gb 34, Kniegegend

Bei akuten Verletzungen mindestens 20 Stunden **kein** Gua Sha! Bei dickem Knie oder Entzündungen **kein** lokales Gua Sha!

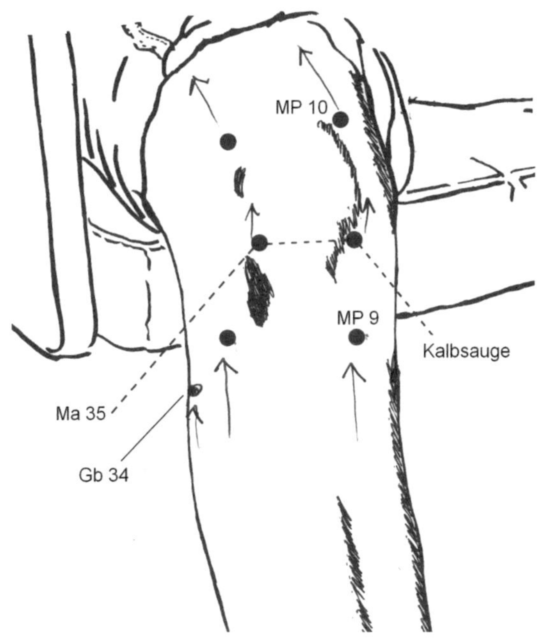

Fersenschmerzen

Der Körper stützt sich mit seinem Gewicht auf die Fersen. Bei Arthrose oder bei länger dauernden Fehlbelastungen, z.B. durch falsches Schuhwerk, kann es zur Entzündung der Knochenhaut, der Sehnen und Gelenke des Fußes kommen. Häufig sind ältere Menschen davon betroffen.

Behandlung
Ni 1, 3, 4, Bl-Meridian ab Bl 54, Gb-Meridian Unterschenkel, Knöchel

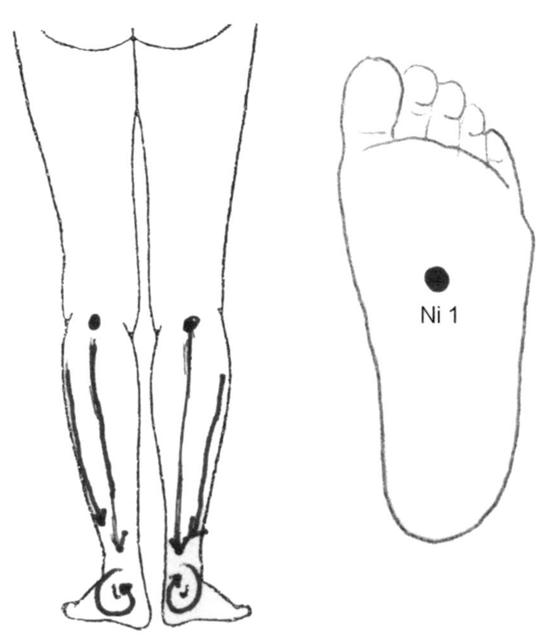

Wadenkrämpfe

Der Wadenmuskel verkrampft, verhärtet sich und löst sich nach einigen Sekunden oder Minuten häufig von selbst.
Ursachen sind meist Störungen im Mineralstoff- und Flüssigkeitshaushalt, vor allem ein Mangel an Magnesium und Kalzium, Gefäß-, Nerven- oder Stoffwechselkrankheiten. Sport oder Schwimmen im kalten Wasser können ebenfalls eine Rolle spielen. Unangenehm sind nächtliche Wadenkrämpfe.

Behandlung
LG 26, Unterschenkel, Beklopfen der Kniekehlen und Waden,

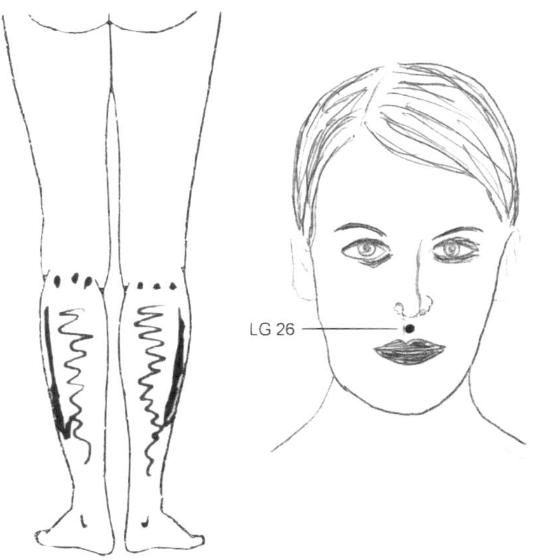

Bindehautentzündung

Die Entzündung der Bindehaut (Konjunktivitis) kann unterschiedliche Ursachen haben. Wohl am häufigsten kommen mechanische Reize wie Staub, Rauch, trockene Luft, Wind vor. Weitere Ursachen können Bakterien, Viren, Allergien, Verletzungen usw. sein.

Schmerz, Tränen, Lichtscheu und gerötete Augen sind Symptome dieser Erkrankung.

Behandlung
Bl 2, Le 3, Ma 36, Gb 1, 14, 20, 21, Extrapunkt (Schläfe), Rücken, Di 4

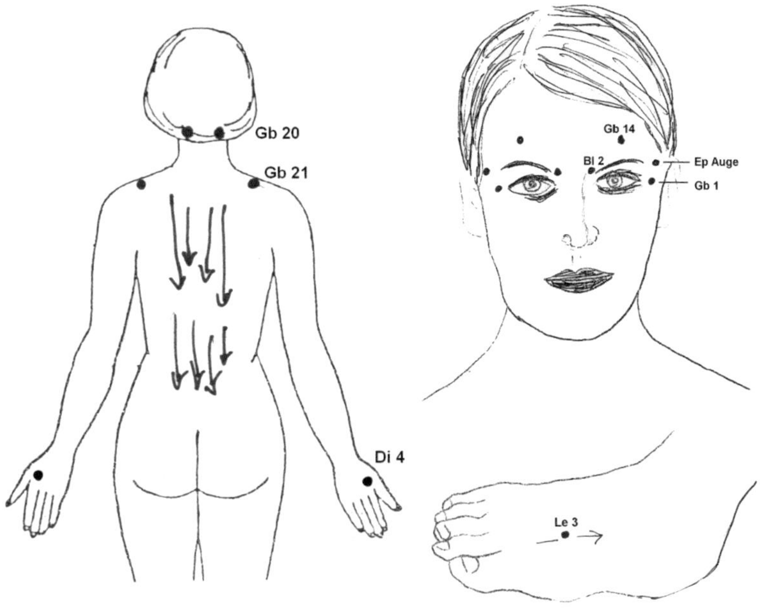

Blasenentzündung

Nasse, kalte Füße und Erkältung des Unterleibs oder andere Krankheiten, die die Blase beeinflussen, können zu öfteren Harnentleerungen, zu Harndrang mit geringer Urinmenge und brennenden Schmerzen am Ende der Entleerung führen.

Behandlung

1. Rücken, Unterbauch

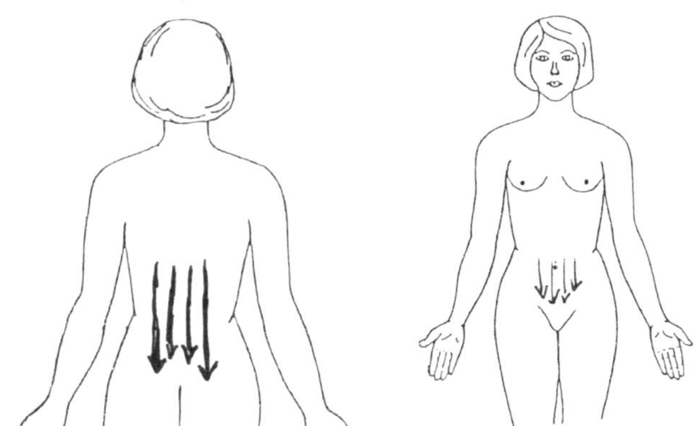

2. Ni 1, 3, 7, Yang-Meridiane Unterarm

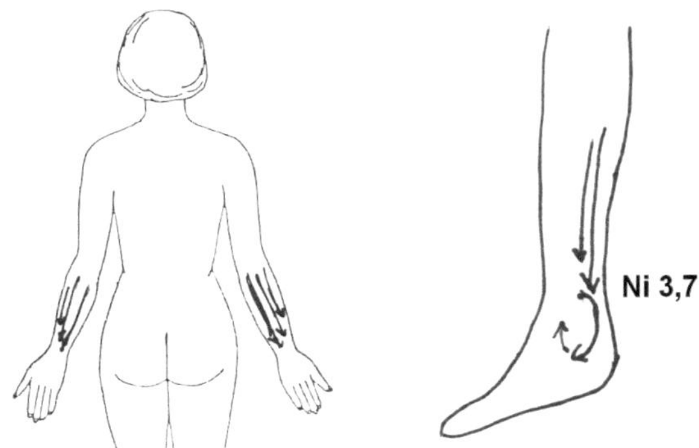

Blutdruckstörungen

Um die Leistungsfähigkeit des Herzens, des Gefäßsystems und dem Zustand der Gefäße zu beurteilen, kann der Blutdruck gemessen werden. Dafür wird der Druck des Blutes, das durch die Gefäße fließt, gemessen.

Laut WHO (Weltgesundheitsorganisation) sollte der optimale Blutdruck bei 120/80 mmHg liegen, normale Werte sind bis 135/85 mmHg festgesetzt.

Hypertonie (hoher Blutdruck)

Die WHO spricht ab Werten von 160/95 mmHg von einer Hypertonie und sollte behandelt werden.

Bei einer **akuten Blutdruckkrise** erreichen Sie mit Gua Sha an folgenden Stellen eine schnelle Senkung.

Sternförmige Behandlung des LG 20, Nacken, Schulter, Punktstimulierung am Ohr = Blutdruckpunkt, KS 6

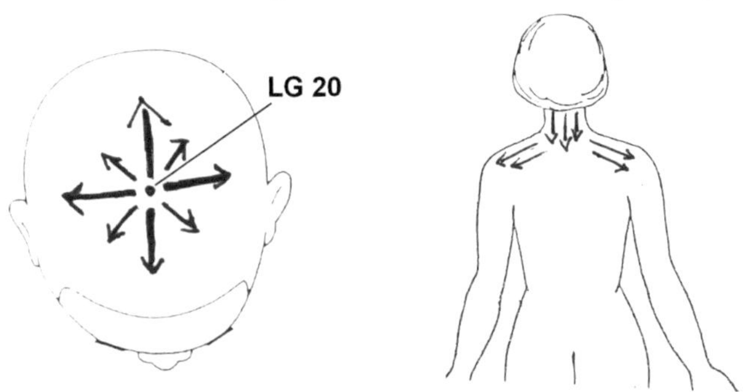

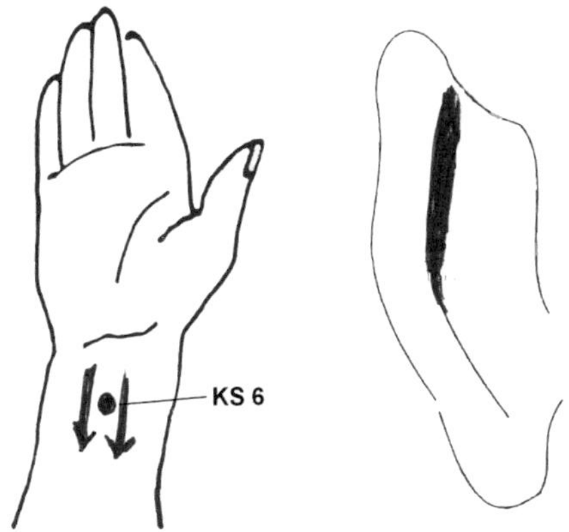

Die Behandlung der Hypertonie:

1. KG, Brustbereich links, Rücken

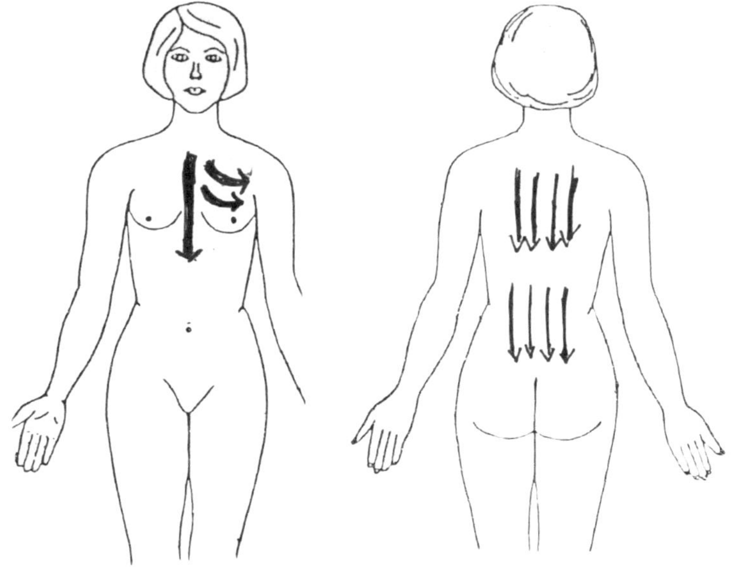

2. LG, Bl 13, 14, 15, L 3, MP 6, Ma 36, Ni 1

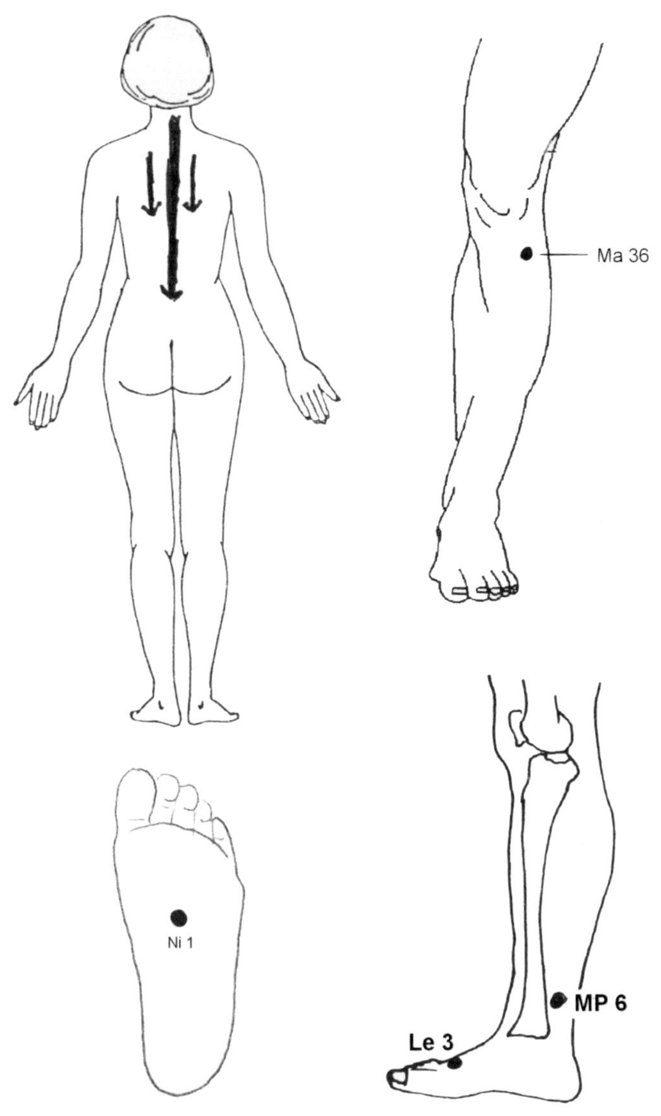

Hypotonie (niedriger Blutdruck)

Niedriger Blutdruck ist für den Betroffenen sehr unangenehm. Müdigkeit, Schwindel und Konzentrationsstörungen, kalte Hände und Füße können sich störend auf das Wohlbefinden auswirken; auch Ohnmachtsanfälle können vorkommen. Allerdings ist er kein Risiko für die Blutgefäße. Eine Behandlung ist nur bei starken Beeinträchtigungen nötig.

Wenn der **Blutdruck rasch absackt,** hilft die Behandlung folgender Stellen.

LG 20 kreisförmig stimulieren, Schulter, KS 6, 8

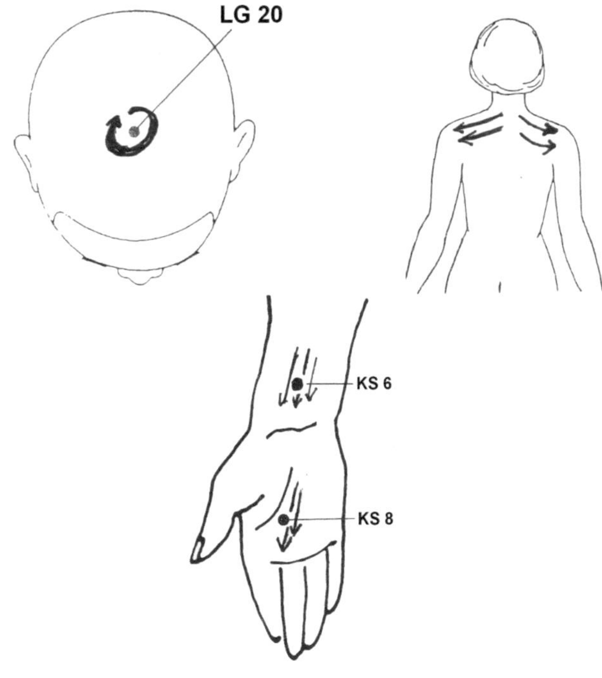

Die Behandlung der Hypotonie:

Nacken, Rücken

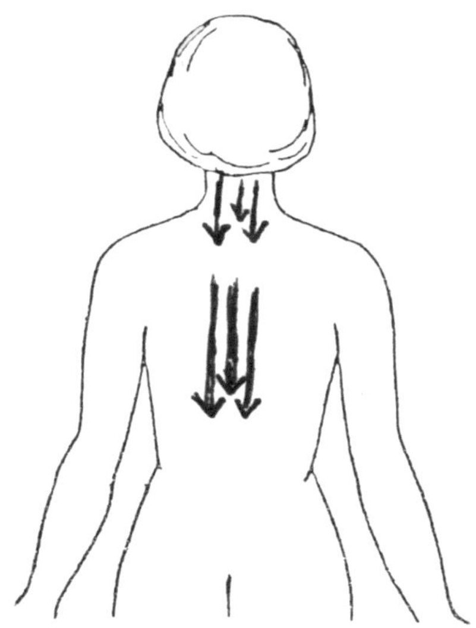

Cholesterinämie

Ist das Cholesterin im Blutserum höher als 180 mg/dl, kann es sich an den Gefäßwänden ablagern und zu einer Arteriosklerose mit ihren Folgekrankheiten führen.

Zur Unterstützung einer entsprechenden Ernährung, Gewichtsabnahme und eventuell zusätzlicher Medikamentengabe bietet sich Gua Sha an.

Bei der Behandlung mit Gua Sha gibt es verschiedene Überlegungen: die Behandlung über Reflexzonen oder über entsprechende Akupunkturpunkte und Meridiane.

Am Rücken entlang des Bl-Meridians, entlang der Rippen, KG, Brustbereich

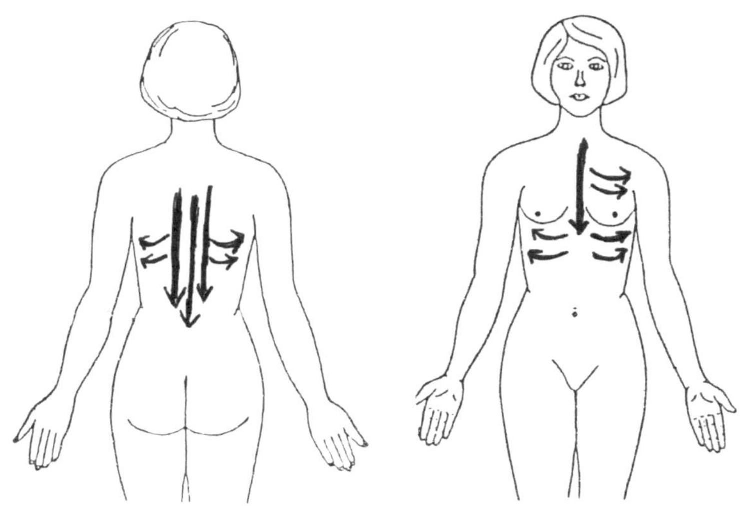

Durchfall

Ein akuter Durchfall sollte nicht sofort gestoppt werden, da sich der Darm von schädlichen Stoffen, die zum Durchfall geführt haben, befreien muss. Gua Sha kann dabei helfen.

Behandlung
Unterbauch, Bl 18-28, M 25, KG 12-6, Ma 36, MP 9, MP 4

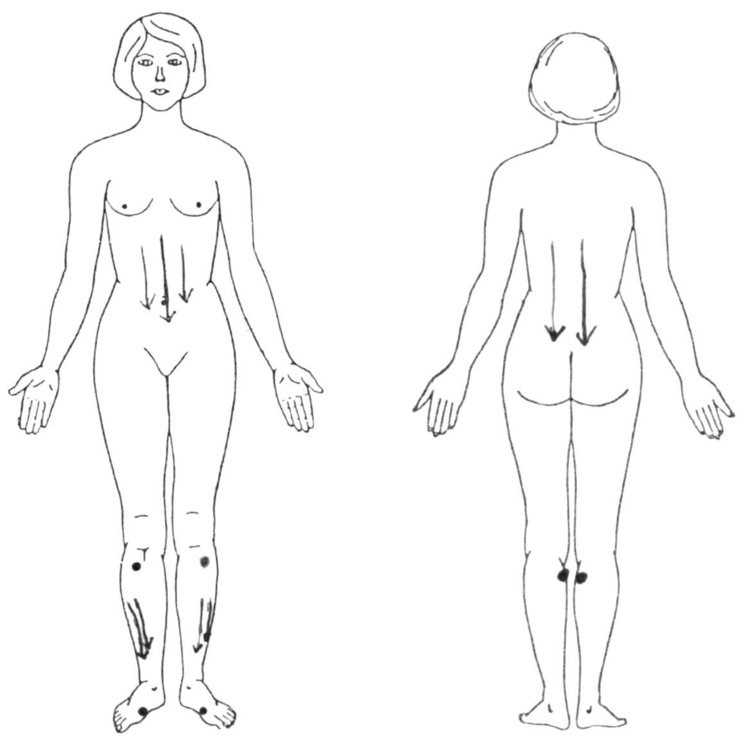

Erkältung

Gerade bei Erkältung und Fieber können durch die Behandlung mit Gua Sha verblüffende Erfolge erzielt werden. Da durch Gua Sha auch die körpereigene Abwehr angeregt wird, dient diese Behandlung auch der Vorbeugung.

Behandlung
Rücken, Lu 1 + 11, Gb 20, Di 4

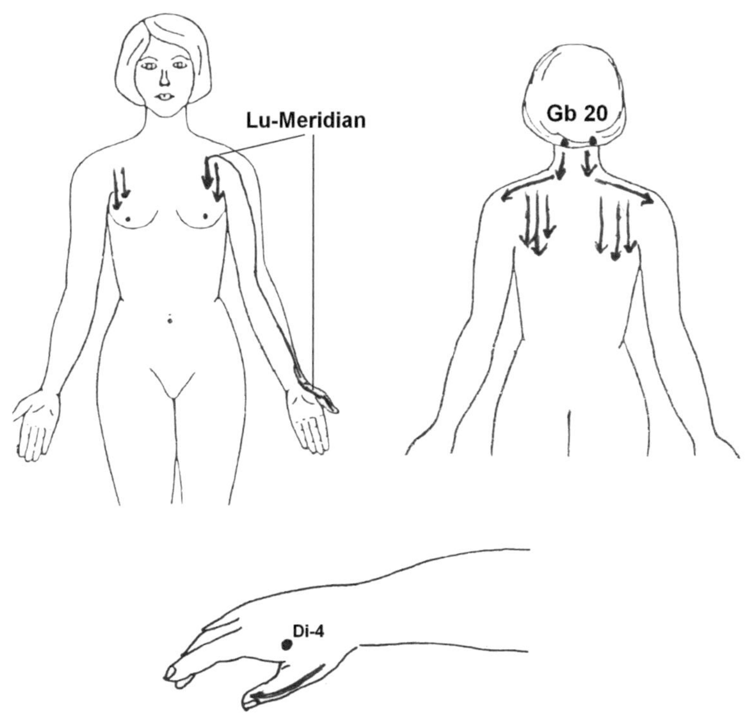

Fieberhafte Erkältung

Behandlung

Rücken, Di 4, Di-Meridian Unterarm, Lu-Meridian Unterarm

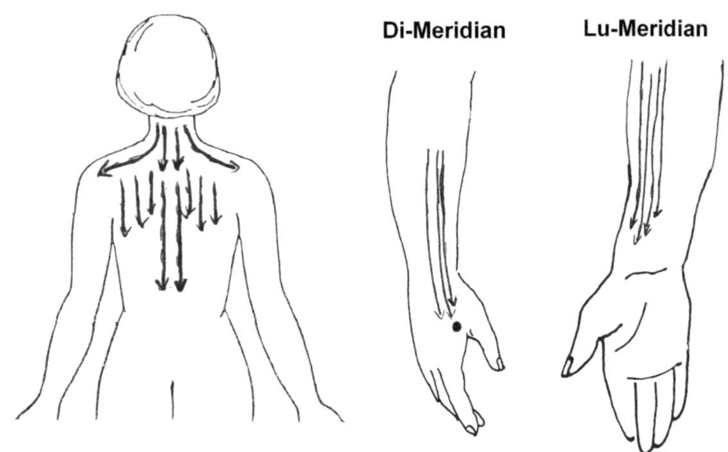

Gallenblasenbeschwerden

Wir unterscheiden zwischen Gallenweg- bzw. Gallenblasenstauung, Gallenblasenentzündung und Gallensteinerkrankung.

Akute Gallenblasenbeschwerden

Meist tritt eine Gallenkolik nachts zwischen 23.00 und 1.00 (Maximalzeit der Gallenblase – Organzeituhr) auf. Der rechte Oberbauch ist druckempfindlich und sehr schmerzhaft, oft begleitet von Erbrechen.

Behandlung
Brust - Oberbauch, Rücken zwischen Bl 17-23, Ma 36, Gb 34 → Extrapunkt Gallenblase = 2 Fingerbreit nach unten (druckschmerzhaft!)

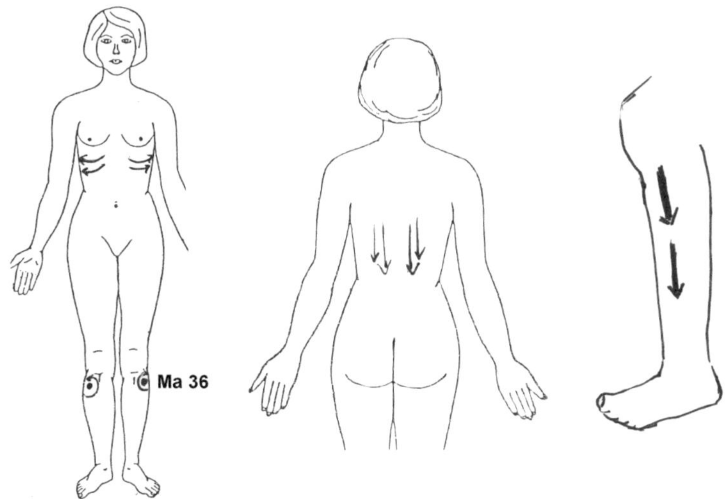

Gallenblasenbeschwerden ohne Schmerzen

Behandlung

1. Bl 18-21, unterer Brustkorb, KG 12-8

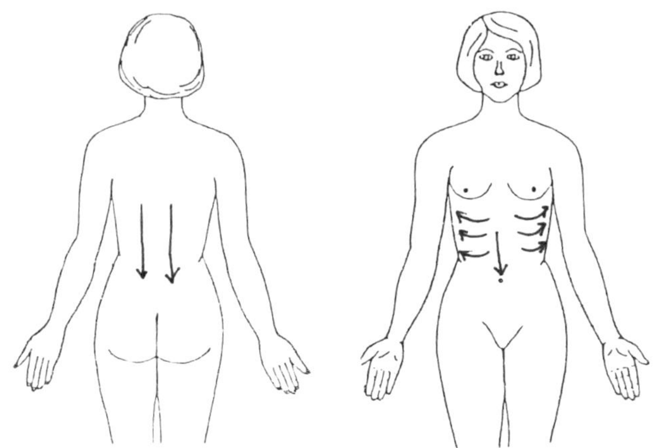

2. lokal schmerzhafte Regionen am rechten Oberbauch und rechten Rücken

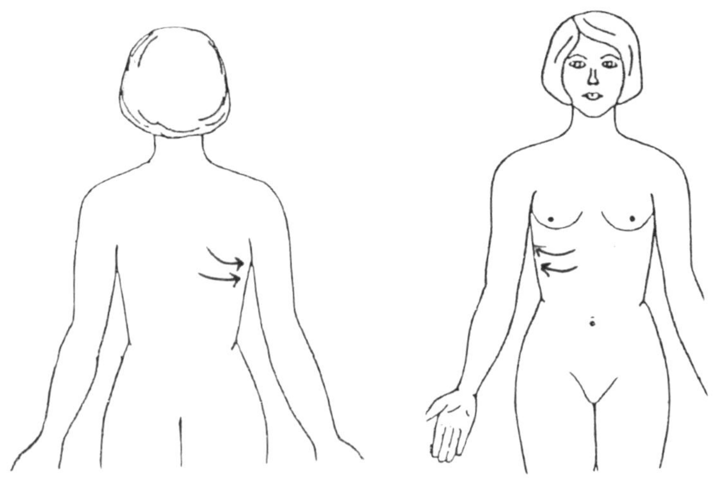

Gastritis

Eine Magenschleimhautentzündung zeigt viele Symptome: Appetitlosigkeit, Übelkeit und Brechreiz, Völlegefühl gleich zu Beginn der Nahrungsaufnahme, Aufstoßen, Schmerzen in der Magengegend, belegte Zunge und oft auch schlechter Mundgeruch. Wichtig ist, die Ursache herausfinden und abzustellen.

Halten die Beschwerden über längere Zeit an, so sollten Sie einen Arzt oder Heilpraktiker aufsuchen.

Die Behandlung mit Gua Sha kann eine große Hilfe sein.

1. lokal Oberbauch, KG, Rücken, Bl 17-22

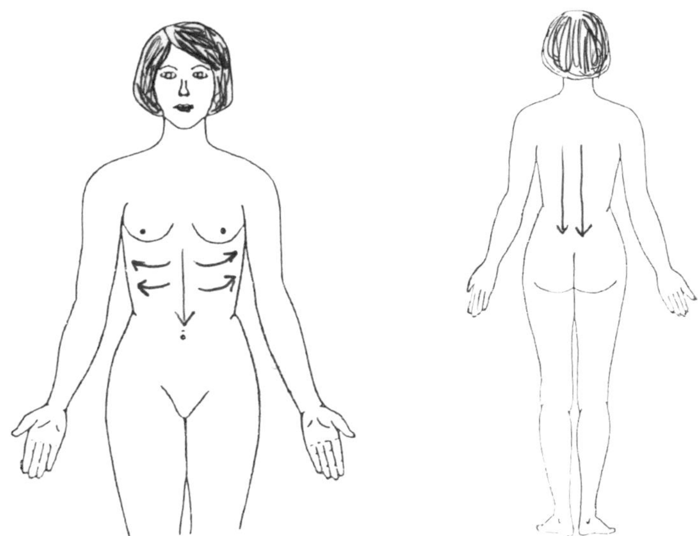

2. Brust, Rücken, M 36, MP 6, Le 3, KS 4-6, KG 10, 12, 13

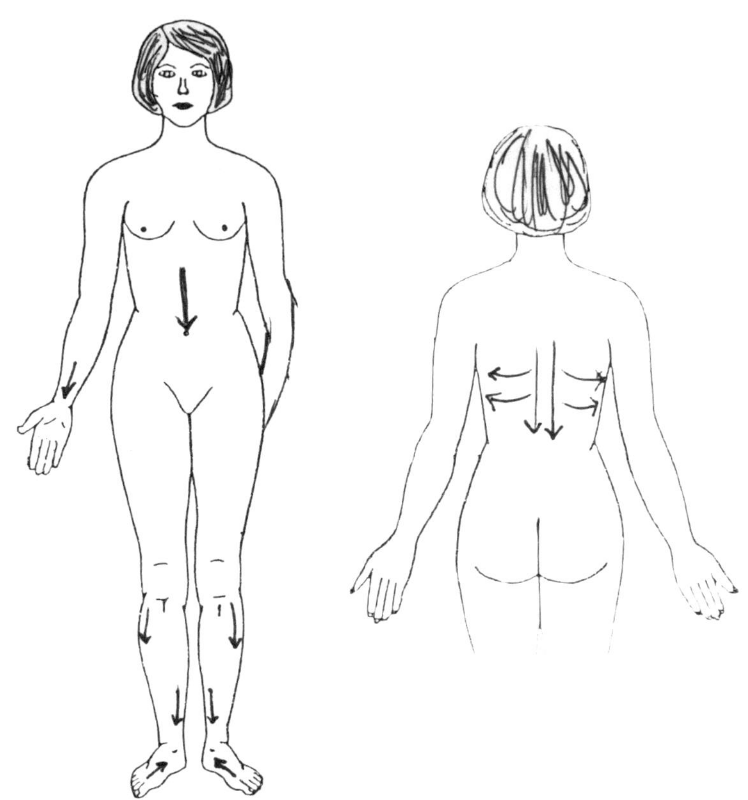

Halsschmerzen

Halsschmerzen sind in der Regel harmlos und und sind nach einigen Tagen auch ohne Behandlung verschwunden. Häufig ist nass-kaltes Wetter schuld. Es kann aber auch ein Symptom einer ernsthafteren Erkrankung sein.

Behandlung
vorderes und seitliches Halsgebiet, Nacken, Bl 10-17, Di 11 - 4, Lu 5 – 7, Gb 20

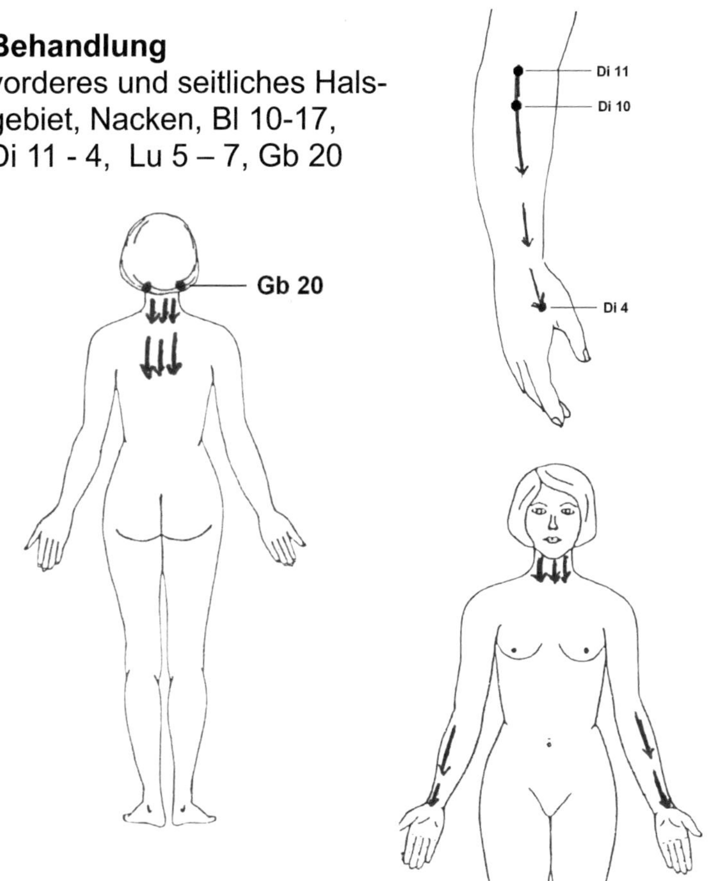

Herzbeschwerden

Herz- und Kreislauferkrankungen scheinen für unsere heutige, schnelllebige Zeit typisch zu sein.
Neben organischen Ursachen sind es häufig Stress und starke berufliche oder persönliche Belastungen, Fehlernährung oder Kaffee und Tabak, mangelnde Bewegung und ungenügende Entspannung, die unserem Herzen zu viel zumuten.

Nur ein Arzt kann hier den richtigen Weg weisen.

Herzschmerzen

Stechende oder schneidende Schmerzen in der Herzgegend, die unabhängig von körperlicher Anstrengung sind, können auf nervöse Herzbeschwerden hindeuten. Im Gegensatz zu organischen Herzerkrankungen, wo Druck- und Schweregefühl im Brustraum vorherrscht und der Schmerz hinter dem Brustbein sitzt, können die Betroffenen mit den Fingerspitzen sehr genau die Lokalisation des Schmerzes angeben.

Behandlung
KG 14 – 17, KS 3 – 6, Bl 13 – 15

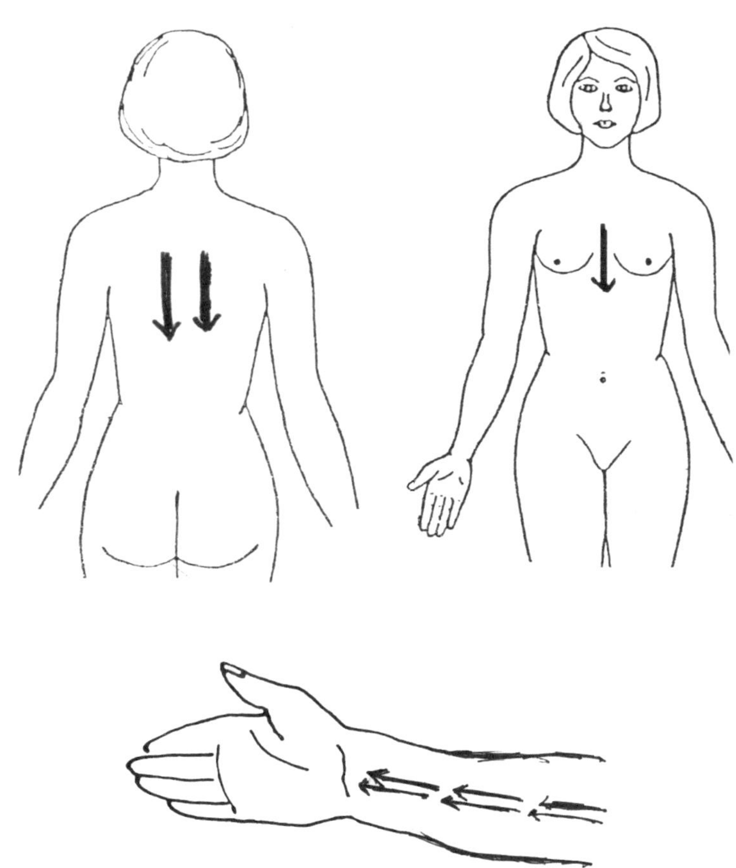

Herzrasen (Tachycardie)

Unangenehmes Herzklopfen, oft nach dem Zubettgehen oder Herzrasen nach plötzlicher Erregung können Ausdruck von nervösen Störungen sein.

Behandlung
Bl 13 – 15, KG 14 – 17, links entlang der Rippen über der Brust

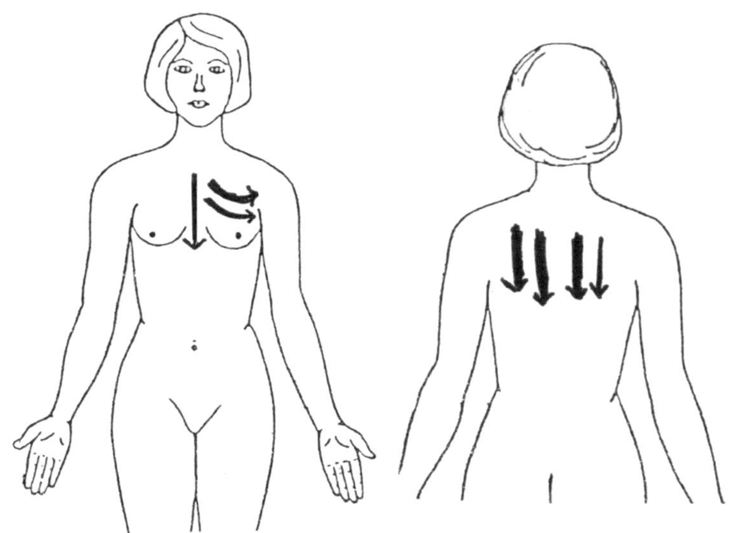

Husten

Meist sind bakterielle oder virale Infektionen Ursache des Hustens. Er kann aber auch Symptom vieler verschiedener Krankheiten sein oder Ausdruck psychischer Auffälligkeiten. Bei länger dauerndem Husten suchen Sie Arzt oder Heilpraktiker auf und lassen die Ursache abklären.

Behandlung

1. Bl 13 = Shupunkt Lunge
2. Lu-Meridian
3. Brustbereich

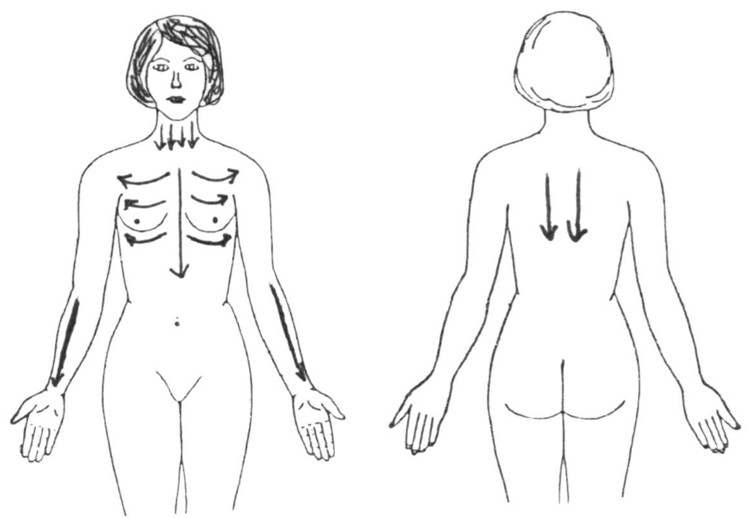

Kopfschmerzen

Ursachen können sein: Stress, Nervosität, Bluthochdruck, Veränderungen im Gehirn. Unterschiedliche Krankheiten können ebenfalls Kopfschmerzen verursachen.

Am Kopf enden die kurzen Yang- (Hand-) Meridiane und beginnen die langen Yang- (Fuß-) Meridiane. Ebenso finden wir am Schädel Reflexzonen, die den Kopf mit Körperzonen verbinden.

Ziel der Behandlung ist der freie Energiefluss in den Meridianen, dabei gibt es 3 Behandlungsmöglichkeiten

Am behaarten Schädel kein Öl verwenden!

1. Suchen Sie Schmerzpunkte am ganzen Kopf. Schaben Sie jede Stelle 20-30 Mal, bis ein Wärmegefühl auftritt.

2. Schmerzzonen am Kopf behandeln, LG 20,

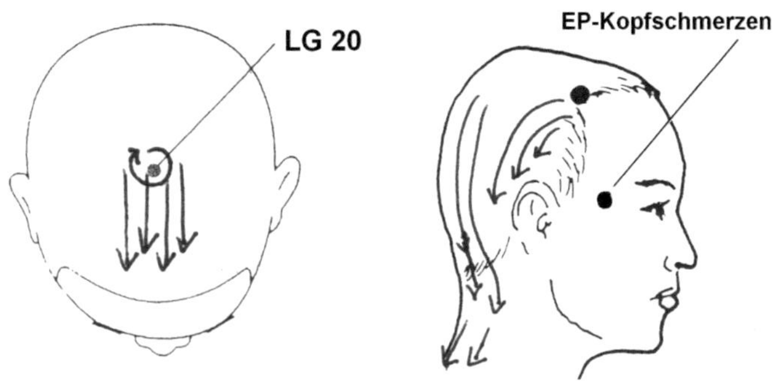

3. Reflexzonen am Kopf behandeln, Gb 20

4. Akupunkturpunkte behandeln; Extrapunkt Kopfschmerzen, Di 4, Le 3, 3E 5, KS 6

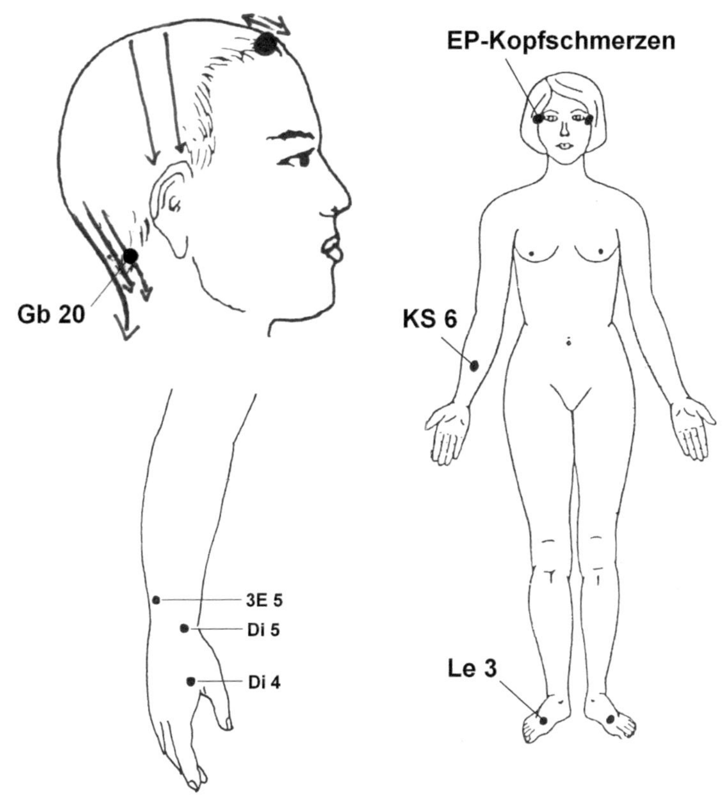

Menstruationsbeschwerden

Darunter versteht man verschiedene Symptome, die vor oder während der Menstruation auftreten.

Zyklusstörungen

Sie betreffen sowohl die Stärke der Blutung als auch die Regelmäßigkeit und Dauer der Zyklen. Ursachen sind häufig Hormonstörungen. Organische Ursachen sollten durch den Gynokologen abgeklärt werden.

Behandlung
nicht während der Periode!
KG Unterbauch, LG unterer Rücken, Bl 31
Reflexzone Eierstock, Eileiter an der Ferse, Reflexzone Eierstöcke an der Hand

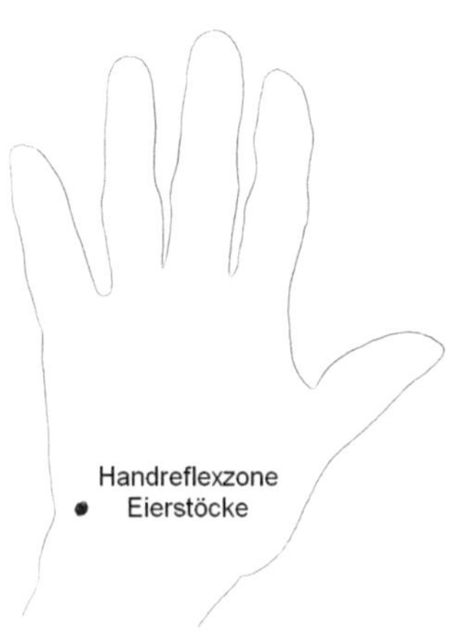

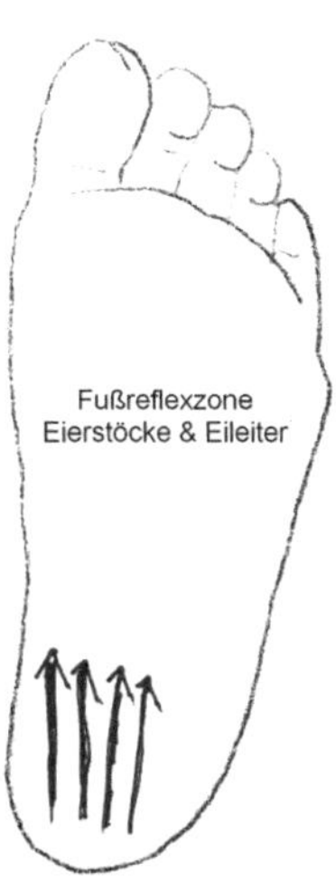

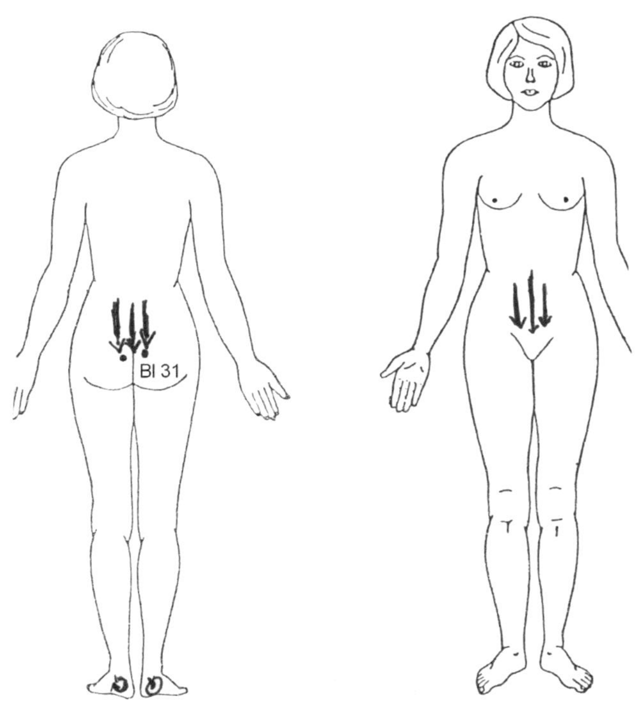

Menstruationsschmerzen

Viele Frauen leiden unter krampfhaften Regelschmerzen, die durch das Zusammenziehen der Gebärmutterschleimhaut hervorgerufen werden. Durch verschiedene äußere Faktoren wie Stress, Sport... kann der Schmerz verstärkt werden. Organische Erkrankungen müssen jedoch durch den Gynäkologen (z.B. Myome, Zysten, Endometriose) ausgeschlossen werden.

Behandlung

während der Periode

KG Unterbauch, LG unterer Rücken, Di 4, KS 6, Reflexzone Eierstock, Eileiter an der Ferse, Reflexzone Eierstöcke an der Hand

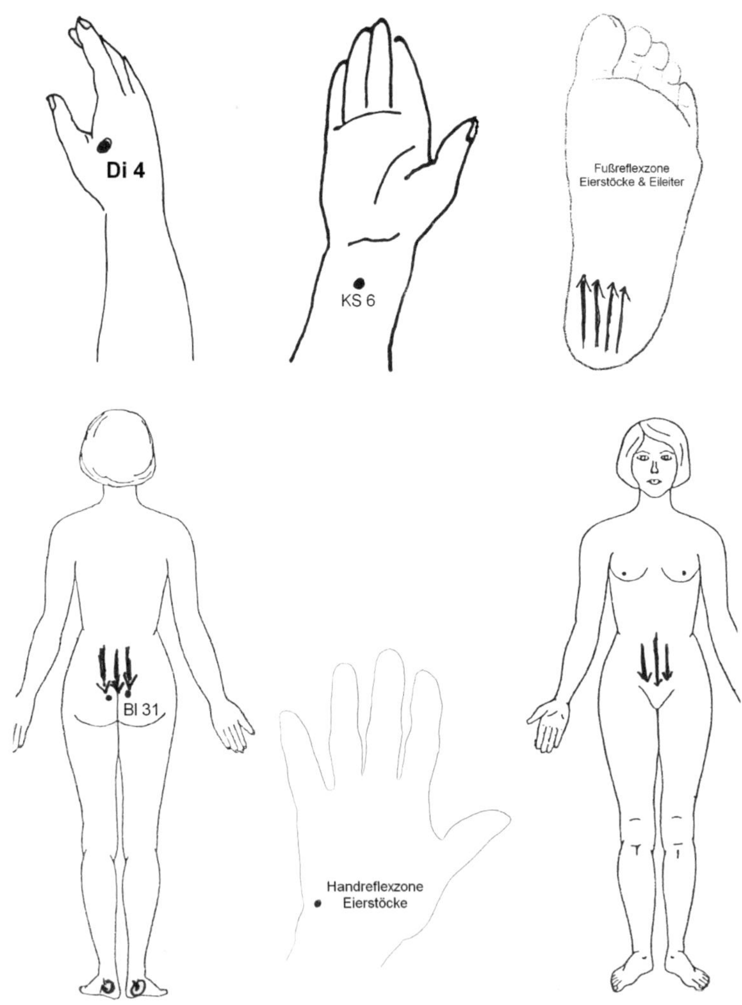

Ausbleiben der Regelblutung

Wenn bis zum 18. Lebensjahr keine Blutung eintritt oder sie über 3 Monate ausbleibt, spricht man in der ZCM von einem Energiemanel im Le- und Ni-Meridian oder einer Energie-Blockade.

Behandlung

Bl 17 - 32, KG 6-3, Le 3, Ma 36, MP 10 – 6, nach unten, Fußreflexzonen Eierstöcke und Eileiter, Reflexzone Eierstöcke an der Hand

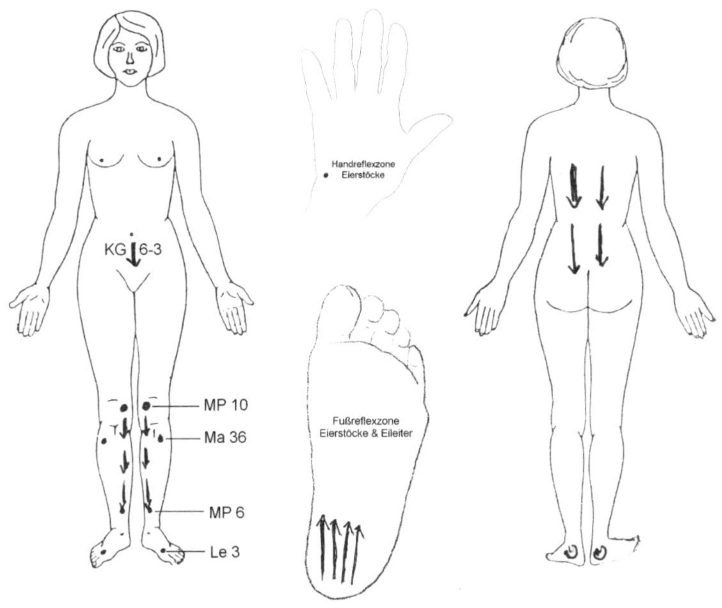

Nebenhöhlenentzündung

Dabei sind entweder die Kieferhöhlen unterhalb der Augen, die Stirnhöhlen oberhalb der Augen oder die Siebbeinzellen neben der Nase einzeln oder gemeinsam schmerzhaft entzündet.

Behandlung

LG 20, Di 20, Di 4, Bl 1,2, Gb 14, Gb 20, Extrapunkt zwischen den Augenbrauen + am Beginn des knöchernen Anteils der Nase

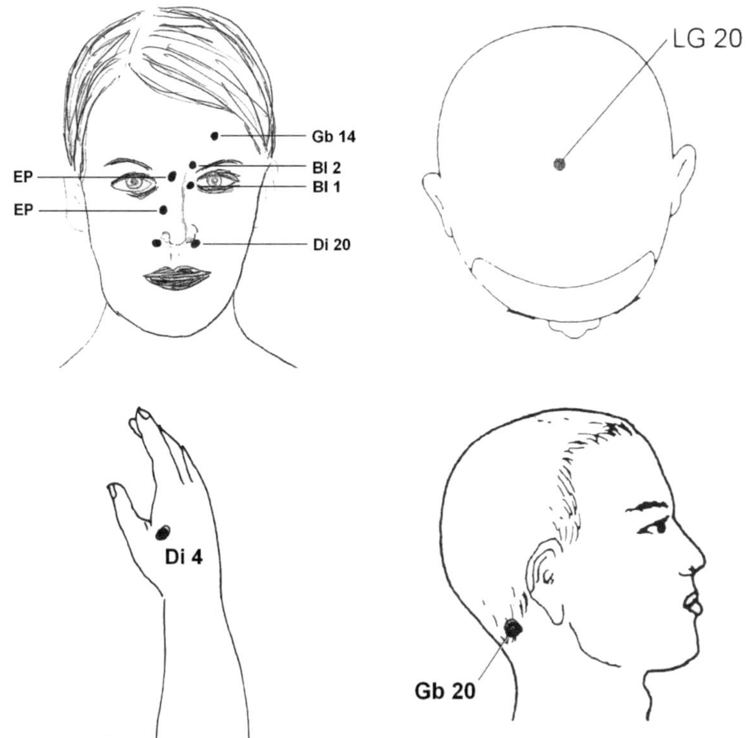

Schlafstörungen

Ausreichender Schlaf ist für die Leistungsfähigkeit sehr wichtig. Nicht immer sind die Ursachen von Schlaflosigkeit klar. Oft werden Schlafmittel verschrieben, mit der Gefahr, abhängig zu werden. Gua Sha kann eine mögliche Hilfe sein.

Behandlung über Akupunkturpunkte

1. vom LG 20 nach außen
2. Extrapunkt für guten Schlaf, 20 – 30 x kreisförmig stimulieren
3. Gb 20
4. Le 3
5. von B 15-20, beidseitig

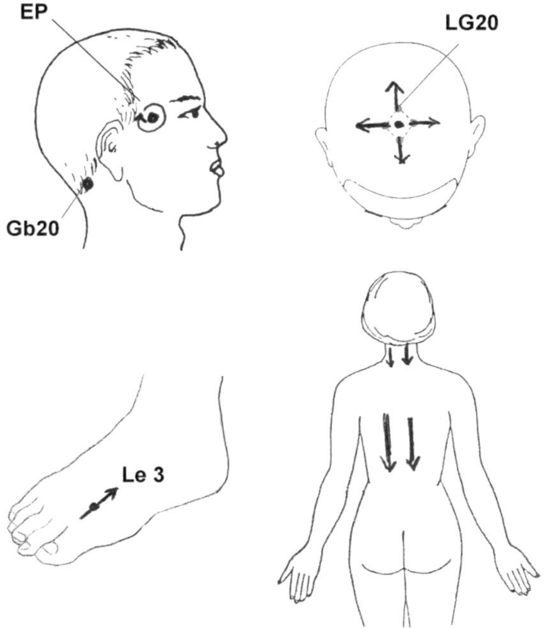

Behandlung vor dem Schlafen gehen
Fußsohle, Kopf

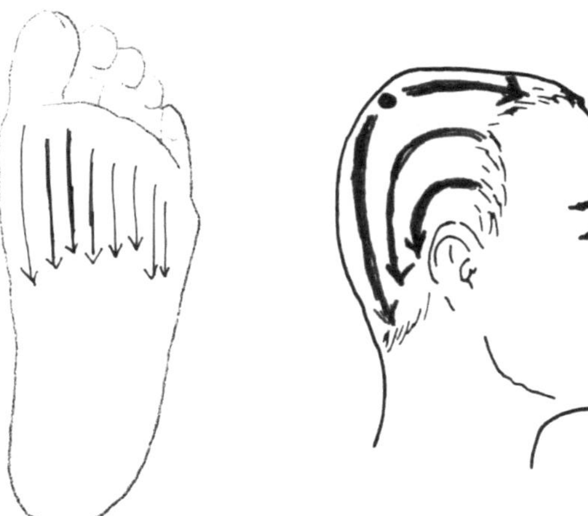

Schlaganfall

Es ist eine Sammelbezeichnung für akute Formen der Mangeldurchblutung des Gehirns. Etwa 20 % aller über 65-jährigen erleiden einen Schlaganfall. Dazu kommt es, wenn Anteile des Gehirns plötzlich geschädigt werden.

Nach Krankenhausaufenthalt und Reha können Sie versuchen, verschiedene Folgestörungen mit Gua Sha zu behandeln. Sprechen Sie mit dem behandelnden Arzt.

Behandlung
Kopf, Nacken, LG- und Bl-Meridian am Rücken

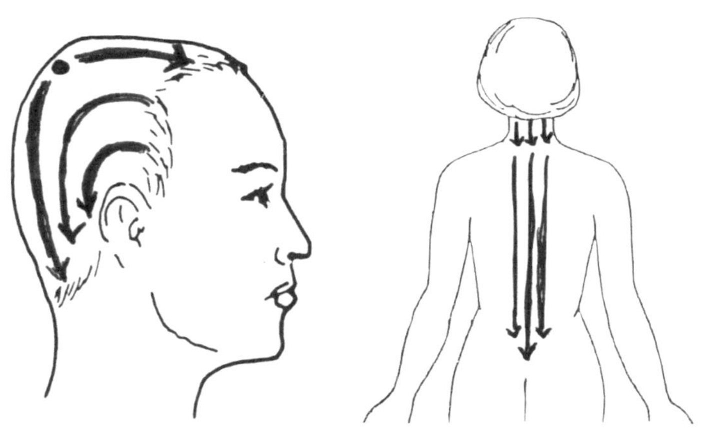

Schluckauf

Schluckauf ist lästig. Die Zwerchfellmuskulatur zieht sich dabei krampfartig rhythmisch zusammen. Die Ursache ist oft unklar. Die Behandlung ist nicht immerleicht. Gua Sha kann helfen. Zusätzlich sollten Sie ein Glas Wasser trinken und sich dabei die Nase zuhalten. Andere empfehlen, einen Schluck Wasser zu trinken und sich beide Ohren zuzuhalten.

Behandlung von akutem Schluckauf

Di 4, Mitte der Augenbraue, Extrapunkt Schluckauf (von der Brustwarze nach unten bis zum unteren Rippenbogen)

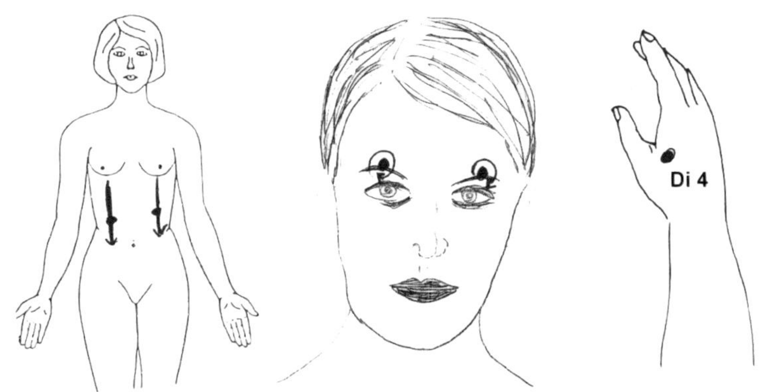

Behandlung von chronischem Schluckauf
Ni 3, M 36, Bl 17, KG 4, 6

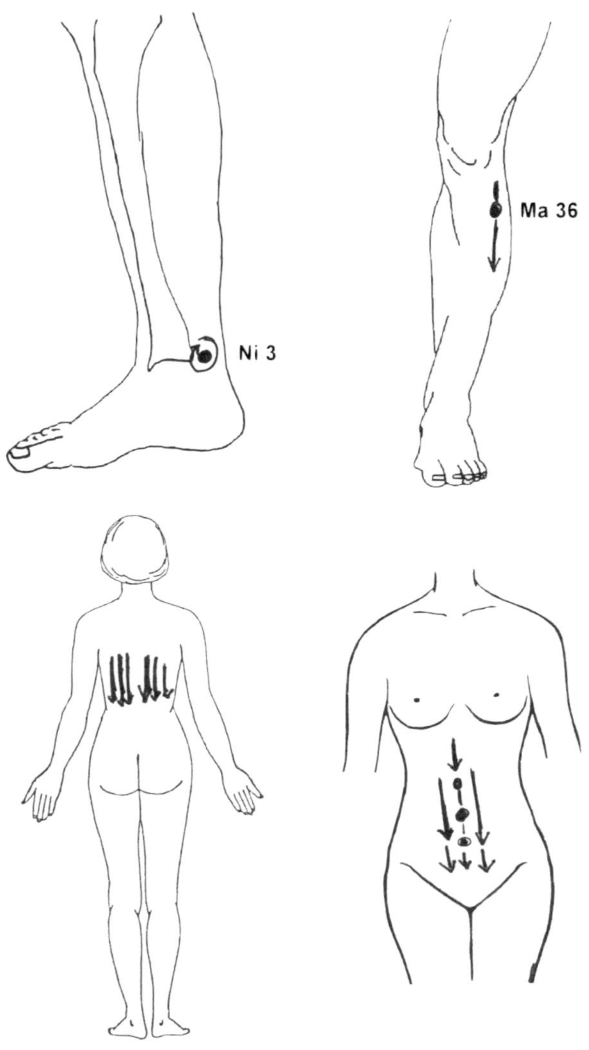

Verstopfung

ist leider ein weitverbreitetes Übel. Wir sprechen davon, wenn die Entleerung länger als drei Tage ausbleibt. Bei chronischer Verstopfung ist eine Überprüfung der Ernährungsgewohnheiten sinnvoll.

Behandlung
Di 20, Di 16 – 1, Ma 25, 36, 37

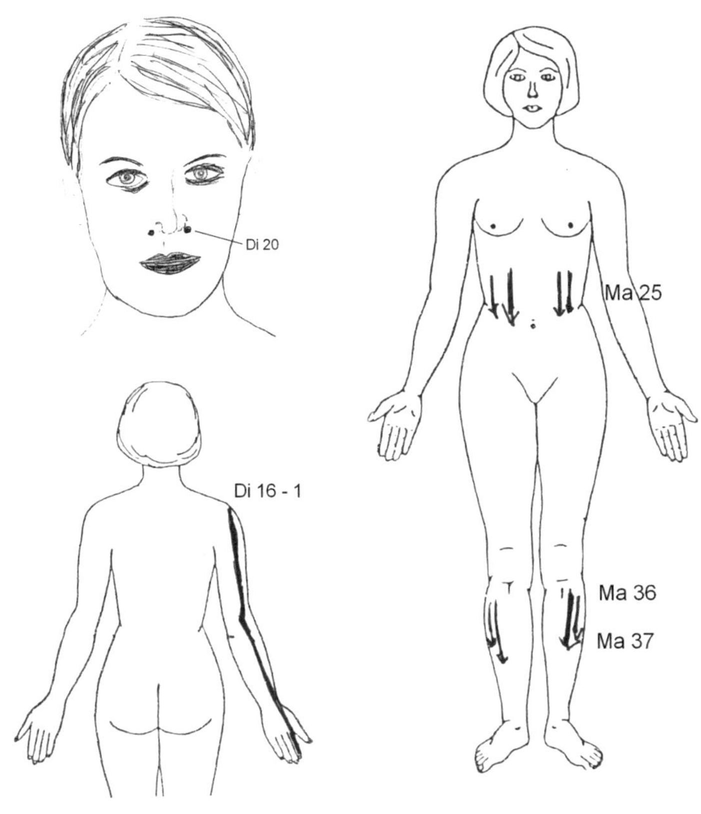

Völlegefühl

Bauchschmerzen, Blähungen, Aufstoßen und ein gespannter, nach vorne gewölbter Bauch können sehr unangenehm sein. Ursache ist meist eine Überlastung des Magens durch zu süße oder stark blähende Speisen wie Kohl oder Hülsenfrüchte, kann aber auch Symptom bei vielen Erkrankungen des Verdauungsapparates sein.

Behandlung
Bl 18 – 21, LG, Bauch KG, Ma, Le 3

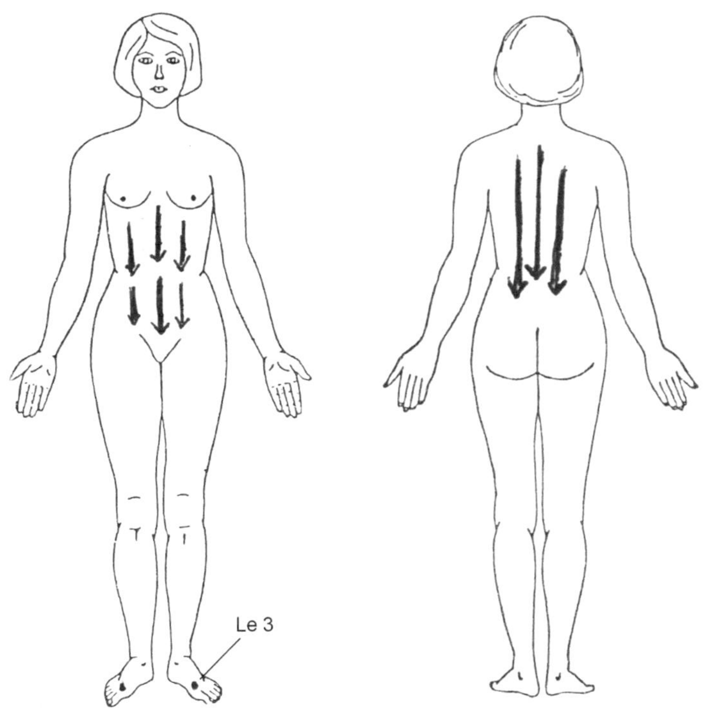

Wechseljahrsbeschwerden

Wenn sich der weibliche Körper verändert, wenn die Östrogenproduktion zurückgeht, leiden viele Frauen an Hitzewallungen, Schweißausbrüchen oder Haarausfall, an Herzrhythmusstörungen und Nervosität. In der Regel geschieht dies meist ab Anfang 50. Die Symptome äußern sich von Frau zu Frau sehr unterschiedlich.

Behandlung

Fußreflexzonen Eierstöcke und Eileiter, Bl 18-21, Unterbauch, Le 3, Ni 3, MP 6, 9, KS 6, He 7, Handreflexzone Eierstöcke

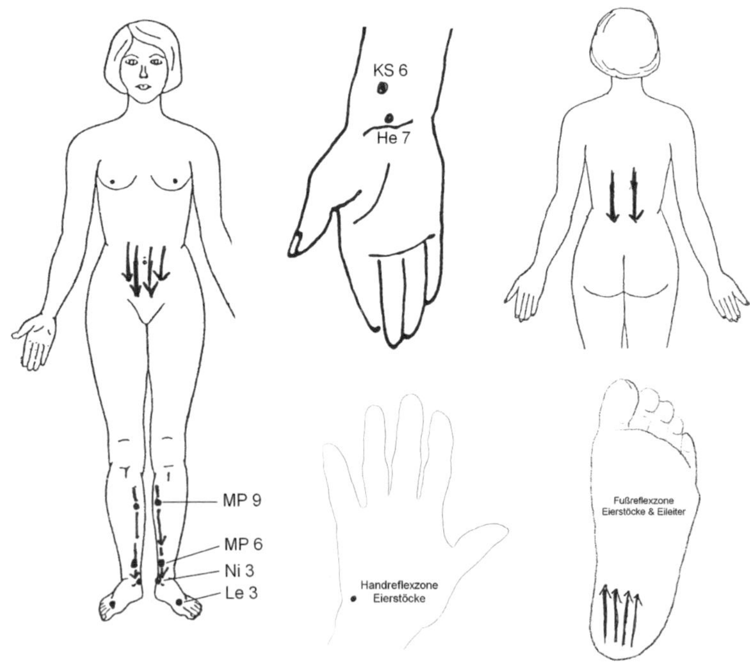

Zahnschmerzen

Gua Sha dient bei Zahnschmerzen nur als Erste Hilfe und ist **kein** Ersatz für eine Behandlung durch den Zahnarzt.

Behandlung
wichtigster Punkt: Di 4 (kräftig stimulieren),
Oberkiefer: Ma 6, 7, Ma 44 + Ohrpunkt,

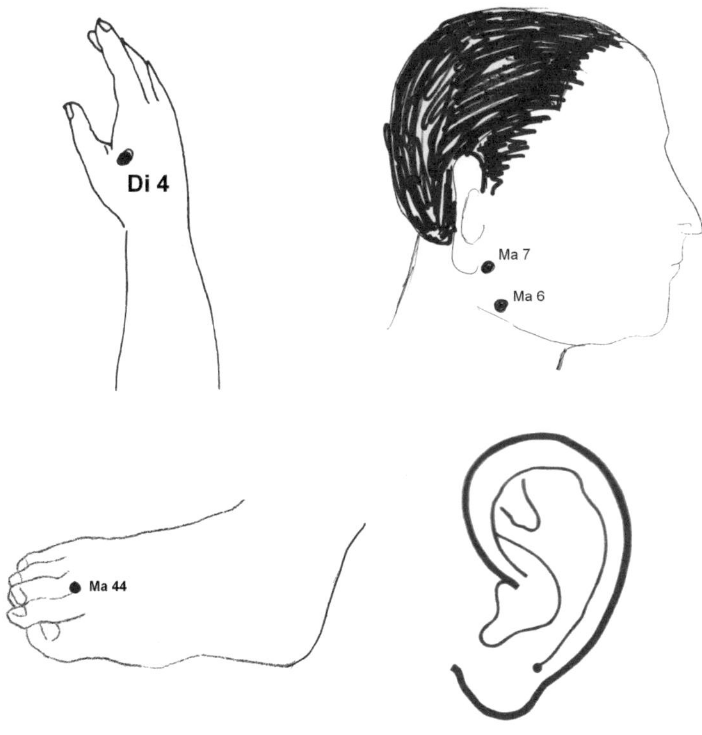

Unterkiefer: Di-Meridian am Finger + Ohrpunkt

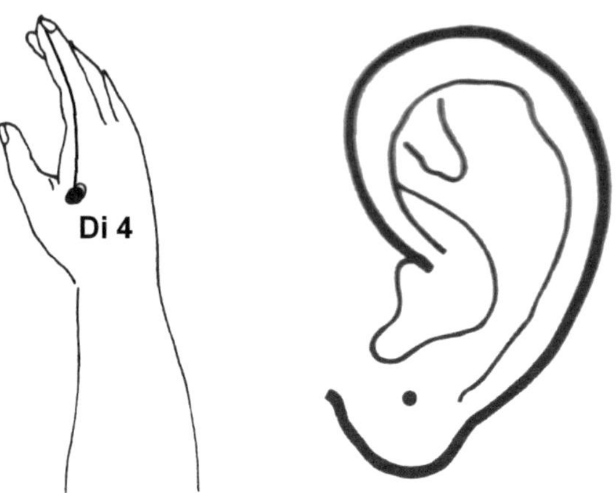

Gua Sha bei Kleinkindern

Gua Sha ist gerade bei Kleinkindern sehr hilfreich, muss aber, wegen der auffälligen Hautrötungen, gut erklärt werden. Es kann im Kindergarten oder der Schule mit körperlicher Misshandlung verwechselt werden.

Appetitlosigkeit

Die Appetitlosigkeit bei Kindern kann ganz banale Ursachen haben wie zu viele Süßigkeiten oder kalorienhaltige Getränke. Hier sollten die Essgewohnheiten beobachtet und verändert werden.

Appetitlosigkeit kann aber auch auf eine Reihe von gesundheitlichen oder psychischen Problemen hindeuten, die, wenn sie länger dauert, vom Arzt abgeklärt werden müssen.

Gua Sha kann helfen.

Behandlung
Gua Sha am Unterbauch und unterem Rücken, Fußreflexzone

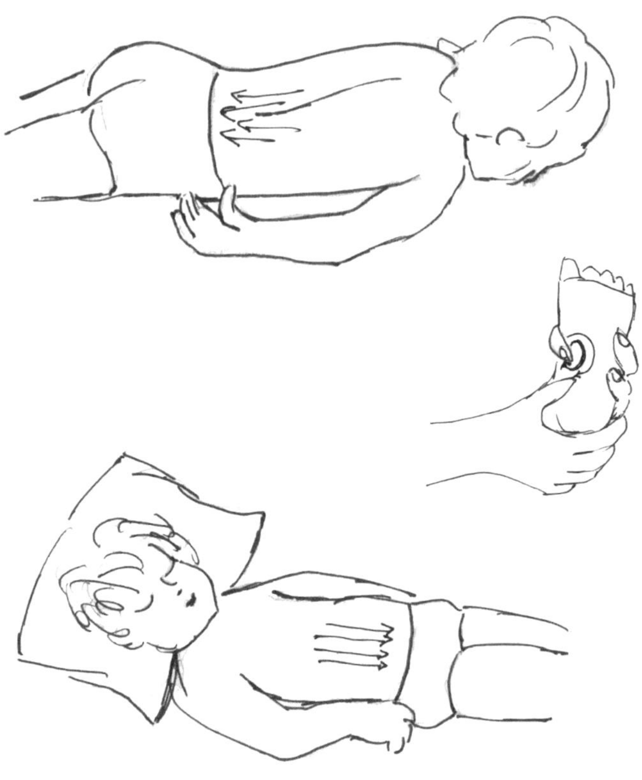

Bettnässen

Bis zum 4. Lebensjahr ist Bettnässen nicht ungewöhnlich. Bettnässen ab dem 5. Lebensjahr kann körperliche, nervöse oder seelische Ursachen haben.

Behandlung
Di4, unterer Rücken, Unterbauch (Blasenregion), Fuß-Reflexzone Harnblase

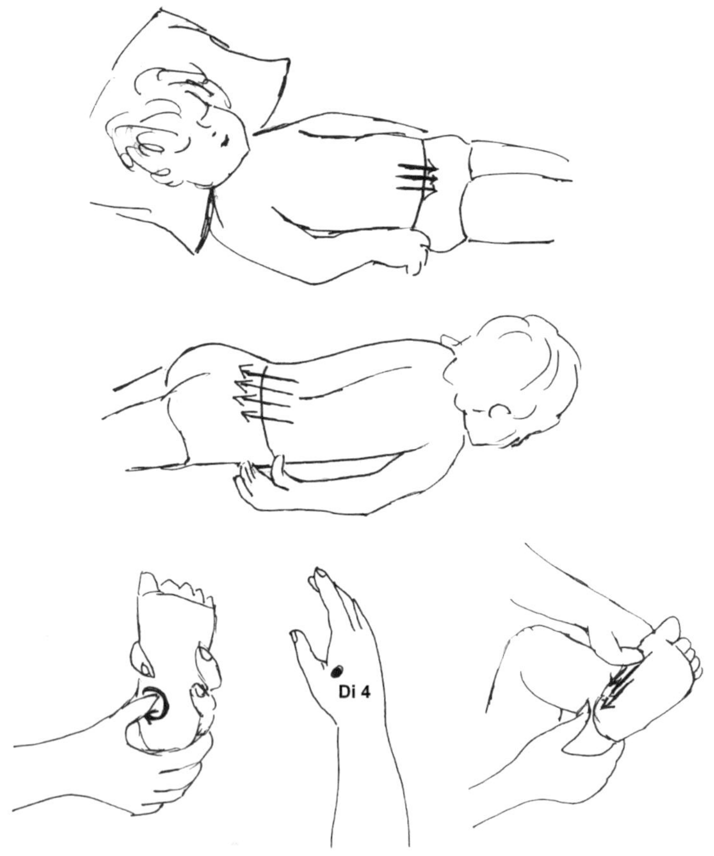

Durchfall

Häufige wässrige oder schleimige Stühle bei Säuglingen oder Kleinkindern führen zu einem Verlust von Flüssigkeit und Elektrolyte. Ursachen können Infektionen des Magen-Darm-Traktes, eine Enzymschwäche oder eine Schleimhauterkrankung des Darms sein.

Unterstützen Sie mit Gua Sha die entsprechende Behandlung.

Behandlung
Gua Sha am Unterbauch, Rücken

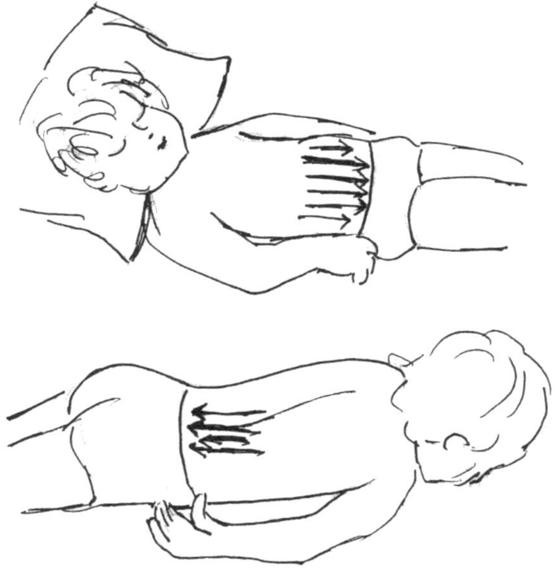